新肘后方

河南中医学院中医系七七级编委会 著

全国百佳图书出版单位

中国中医药出版社

·北京·

图书在版编目（CIP）数据

新肘后方 / 河南中医学院中医系七七级编委会著 . —北京：中国中医药出版社，2023.7

ISBN 978-7-5132-8016-7

Ⅰ . ①新⋯　Ⅱ . ①河⋯　Ⅲ . ①验方－汇编　Ⅳ . ① R289.5

中国国家版本馆 CIP 数据核字（2023）第 005159 号

中国中医药出版社出版

北京经济技术开发区科创十三街 31 号院二区 8 号楼

邮政编码　100176

传真　010-64405721

三河市同力彩印有限公司印刷

各地新华书店经销

开本 880×1230　1/32　印张 7.75　字数 172 千字

2023 年 7 月第 1 版　2023 年 7 月第 1 次印刷

书号　ISBN 978 – 7 – 5132 – 8016 – 7

定价　49.00 元

网址　www.cptcm.com

服 务 热 线　010-64405510

购 书 热 线　010-89535836

维 权 打 假　010-64405753

微信服务号　zgzyycbs

微商城网址　https://kdt.im/LIdUGr

官方微博　http://e.weibo.com/cptcm

天猫旗舰店网址　https://zgzyycbs.tmall.com

如有印装质量问题请与本社出版部联系（010-64405510）

《新肘后方》编委会

前　言

　　晋代葛洪著方书《肘后备急方》，简称《肘后方》，取其卷帙不多，可悬于肘后以备急需时查检之意。该书主要记述治疗各种急性病证或某些慢性病急性发作的方药、针灸、外治等法，并略记个别病的病因、症状等。书中对天花、恙虫病、脚气病及恙螨等的描述都属于首创，尤其是倡用狂犬脑组织治疗狂犬病，被认为是中国免疫思想的萌芽。"肘后"之意，无外乎简便廉验，但历史发展到今天，天时、环境、人事都有了极大的变化，疾病谱也在增损易替，若能够积累今人经验，萃集便验良方，方便芸芸众生，不啻是为医者的一大善举。

　　时光荏苒，风雨复再，我们这拨号称"七七级"的一代莘莘学子，已尽过耳顺花甲之年，两鬓染霜，垂垂老矣，随着年龄的增进，也都收获了丰富的人生阅历和临床医疗经验，大多成了专家、名医，虽不能说都医术炉火纯青，但老蚌藏珠，弥更珍贵，家珍示人，更是菩萨善心，古道热肠。因此，收集各位临床医生的毕生行医精华，是对为医者生平的慰藉，也是对中医大业的增补充实。

　　喜得新会司同窗热情动议，立华周同窗尽力张罗，各班翘楚勠力同心，尽诚烘托，将同学们有所新（心）得、临床实用、确切有效、简便廉验的方子汇集成册，这里面的方子基本都是提供者得心应手，屡试屡验的良方、验方、精方、秘方，真真地称得上"简便廉验"，能够拿出来供后世使用，其仁心、仁意、仁术可见一斑。方子汇集后，几经议论，定名为《新肘后方》，既有"卷帙不多，可悬于肘后"的意思，又别于抱朴子的《肘后方》，内中所载包罗万象，涉及中医临床内、外、妇、儿、骨伤、皮肤、五官各科，不乏单方老树，也有合方新枝，既有隔壁萤光，也有自倡新曲，更有治疗一些比如过敏性疾病、灰指甲、银屑病、胃炎等等顽症的方子，提供者肯定了其明显的疗效，因为所列方子都是提供者实名供稿，其有效性虽不至于百分之百，但若能对证施药，其可信性是不打折扣的，可做他山之石，借以鉴用。

稿子其实早已就绪，等待付梓，由于是众人提供稿件，内容良莠不齐，格式参差杂乱，体例不尽统一，所以迟迟未能祸枣灾梨。时值"文革"后第一届大学生，以高考时间"七七"为标志而载入史册的一批幸运学子，迎来了毕业40周年，作为献礼，《新肘后方》萃集了一代医者的心血和精华。出版事宜，今幸有点眉目，新会同窗嘱余写几句组织本册子的初衷，啰唆以上，聊为前言吧！

中医系七七级三班梁华龙

2022 年 12 月 1 日

目　录

第一章　内科病证

一、肺系病证

（一）感冒

1. 柴芩白虎汤治疗盲用激素后高热不退

组成： 黄芩 15g，柴胡 12g，生地黄 15g，金银花 15g，连翘 15g，知母 15g，生石膏 30g，山药 30g，羌活 12g，葛根 15g，生甘草 6g，姜、枣引。

用法： 水煎服，每日两剂，昼夜无间，4～6 小时服药 1 次。咽痛加牛蒡子、木蝴蝶；咳嗽加桑白皮、杏仁；便秘加生大黄、炒莱菔子；纳呆加姜半夏、白蔻仁。

主治： 上呼吸道感染屡用激素后高热不退，及风热感冒出现的高热不退。

体会： 急性上呼吸道感染是一种常见病，70%～80% 由病毒引起，一般发热不超过 39℃，3～4 天热退。1989 年 11 月我下乡支农，所在医院收治众多上呼吸道感染后高热不退患者，经了解大都使用了 1 周左右的激素。入院后停用激素，改服汤药和一般支持疗法，均 3～5 天热退出院，考虑其体温不退与使用激素有关。糖皮质激素不是退热药，具有抗炎作用，可使发热患者的过高体温在短时间内降至正常。但同时又有免疫抑制作用，可降低免疫力，使感染加剧，反复使用会造成恶性循环，使发热持续不退。感染性疾病绝不能将激素作为退热药常规使用。但在基层为追求快速退热而常使用激素治疗。所用柴芩白虎汤中，黄芩、柴胡、金银花、连翘、石膏、知母清热解毒、透表解肌而退壮热；生地黄凉血生津以防过汗伤阴；山药健脾护胃以防苦寒伤胃；羌活、葛根化湿解表，辛散退热；甘草清热解毒，调和诸药。在当时基层医疗单位及个体诊所滥用激素退热的现象相当普遍，往往为追求一时的退热之功，结果适得其反致高热不退。所拟此方退热，疗效肯定，至今仍在该地区广泛使用。

（中医系七七级六班　董子强）

2. 感冒退热汤

组成：麻黄 6g，防风 9g，羌活 9g，生石膏 30g，炒白术 9g，薄荷 9g，葛根 15g，炙甘草 6g，钩藤 12g，生姜 5g。

功用：解表退热。

主治：感冒、流感，发热、头项强痛、周身酸痛、乏力不适。

加减：身痛重者可以加桂枝 9g，白芍 12g；恶寒重者加柴胡 9g；发热重者石膏可加量。

用法：水煎两遍，分两次温服，药后 20 分钟加服热米汤一碗，半小时后服第二次药，取微汗。

体会：感冒发热是常见病、多发病，治法颇多，本人用此法治疗，屡试不爽，疗效甚佳。

（中医系七七级五班　李华利）

3. 感冒舒

组成：荆芥 10～15g，防风 10～15g，金银花 15～30g，连翘 15～30g，细辛 3g，徐长卿 20～30g，蝉蜕 10～15g，甘草 6g。

主治：适用于感冒后综合征，感冒 1 周后仍有头沉乏力、酸困神疲等症状，西医无解，此方疗效可靠。

加减：伴咳嗽加炙麻黄 10～15g，炙百部 10g；伴肌肉酸痛加葛根 20～30g，桂枝 10～15g。

体会：此方师承于真玲教授，本人以于教授的药方为基础加以改进，临床疗效确切。

（中医系七七级五班　刘超）

（二）咳嗽

1. 麻杏止咳汤治疗迁延性咳嗽

组成：麻黄 6g，杏仁 10g，柴胡 10g，前胡 15g，枳壳 15g，桔梗 10g，白僵蚕 10g，干姜 6g，细辛 6g，五味子 6g，炙紫菀 20g，炙甘草 6g。

加减：汗多或畏风加桂枝、白芍；痰多加橘红、半夏；脘腹胀闷加厚朴、苏梗；兼有便秘加莱菔子、瓜蒌仁；有明显过敏症者加防风、钩藤；个别有浮热者可加少量生石膏；咳喘较重可改用延年半夏汤加干姜、细辛、五味子。女性可加当归。

注意事项：因为有麻黄，煎沸后要去浮沫，不然会有心烦、失眠等不适；体弱者改麻黄为炙麻黄。要在饭后服药。

来源：早年常侍诊于洛阳市民间名老中医付世杰老先生之

侧。老先生凡治咳嗽，起手总是麻、杏、柴、前、枳、桔六味，认为这三组药可以由浅及深、自上而下地宣发和肃降肺气；然后再根据临床所见寒、热、痰、湿等情况，酌加温肺、清热、化痰、祛湿等相应数味药物，总有不错的疗效。

主治：感冒后迁延久咳无明显热象者皆可应用。对气道高敏、变异性哮喘的咳嗽，也较为有效。

体会：笔者临床日久，使用上述方法也觉应手，但也观察到一些实际情况。现在患感冒咳嗽的人，直接来找中医就诊的很少，多是先到药店买一些清热解毒、清肺化痰、抗感冒、抗病毒或者消炎的药物服用。没有效果的，再到综合医院去肌肉注射或静脉注射抗生素。最后仍然迁延不愈的，才找到中医门上。这种迁延性咳嗽大多数是风寒被郁遏在肺中所致，一般已无热象。个别有咽干咽痛、干咳无痰，或者舌苔黄腻的也属假热，可大胆加入干姜、细辛、五味子；白僵蚕祛风化痰抗过敏，炙紫菀温肺化痰止咳，与前六味共同组合成方，也符合"病痰饮者当以温药和之"的古训。

（中医系七七级六班　侯恒太）

2. 止咳饮治疗外感久咳

组成：桔梗 6g，荆芥穗 6g，白前 10g，杏仁 12g，炙紫菀 12g，炙款冬花 12g，百部 15g，陈皮 10g，炙枇杷叶 10g，五味子 10g，蝉蜕 10g，炙地龙 15g，罂粟壳 6g，诃子肉 15g，甘草 6g。

主治：适用于外感久咳，迁延不愈，干咳无痰或痰少难咳，夜间呛咳尤剧，用西药治疗无效者。

加减：若咳久肺脾气虚者，可加党参 15g，黄芪 15g，白术 15g 以培土生金；若气阴两虚者，可加太子参 15g，北沙参 15g，麦冬 15g 以益气养阴。

体会：外感久咳系内科常见病证，多见于感冒后咳嗽缠绵月余，甚至数月，久咳不愈，用西药治疗无效的病例。因咳嗽日久，迁延不愈，邪气渐衰而肺气渐伤，其病机关键在于肺失肃降，气逆而作咳。自拟止咳饮为宣、肃、收同用，温、凉、润并施之方，具有肃肺降气、止咳收敛之功效。故对外感久咳，据证稍做加减，每每取效。本人体会，对外感久咳，外无寒热表证，或表证不著，内无痰浊留恋，咳势较剧者，要敢于使用收涩之品，不必拘泥于"关门留寇"之忌，正如喻嘉言在《医门法律》中说"咳久邪衰，其势不脱，方可涩之"，即为此意。

（中医系七七级五班　杨社香）

3. 旋覆止咳方

组成：旋覆花 10g（包），款冬花 12g，百部 12g，蝉蜕 10g，白僵蚕 10g，地龙 12g，桔梗 10g，白芍 10g，甘草 10g。

来源：自拟。

功用：搜风散邪，解痉止咳，宣肺利咽。

主治：风邪外袭，肺失宣肃，咳嗽频作，或喉痒而咳；或遇风、异味而咳作；或阵咳或呛咳，反复发作者。凡感冒或感冒后咳嗽，或咳嗽变异性哮喘等呼吸系统疾病见此症者皆可应用。

体会：临床上此类咳嗽颇为常见，常迁延数月，治疗较为棘手。余于大一第二学期开学之初不慎感冒，数日后诸症皆愈唯留咳嗽，喉痒即咳或遇异味而咳，常突发阵咳，每日数十次，影响学习及睡眠，如是者半年余，被同学戏称为"百日咳"。1992 年我院成立肺病科、老年病科后，与科室同事一起在省中医局及科委资助下，进行了大量的临床及实验研究，筛选出了一些效果较好的方剂和药物，获得了科技成果奖。本方选用该研究中的部分药物，临床应用 20 余年，疗效显著。其症状要点为咽喉不适或喉痒而咳，或遇风及异味而咳。若夹风寒者加荆芥、防风、苏叶；风热者加桑叶、菊花或合桑菊饮；燥热伤肺者加麦冬、桑叶、杏仁，或合清燥救肺汤；咽痒甚者加木蝴蝶、豆根、炒牛蒡子；夜咳者加当归；咳甚则喘者加麻黄、杏仁；久咳肺虚、气怯声低者加诃子；有痰者加陈皮、半夏、浙贝母；咳甚胁痛者加丝瓜络、橘络；若不喜地龙之腥味者可研粉装胶囊每日 2 ～ 3 次，每次 3g。

（中医系七七级五班　袁效涵）

4. 鱼腥草治疗咳嗽

组成：鱼腥草一握，约 50g。

用法：水煎，频服（鱼腥草质轻，水煎几分钟即可）。

功用：搜邪止咳。

主治：感冒 1 周后的咳嗽。

体会：缺钱容易，缺咳嗽难！人的一生，总会遇到咳嗽。感冒以后，咳嗽尤其多。咳嗽常常伴随感冒出现。感冒过去后，咳嗽消失而去，这是常态。例外的是，感冒后的咳嗽也会迁延数月。

40 多岁时，有一年冬天得了感冒。经过时间延宕和对症治疗，1 周后基本恢复如常。又一个 1 周过去后，感觉诸症悉除，唯留咳嗽，每天时不时咳嗽几声，不重。起初有黄痰，后无痰。两个多月后咳嗽仍然如此，这就烦心了。吃了几种止咳药，无效。

想起读书时，中药课老师讲鱼腥草、蒲公英对肺痈有效。我想，把"痰色黄"当肺痈治疗吧！由于毛病不大，也不想熬药，试试服用鱼腥草注射液如何？一盒鱼腥草注射液装有10支，一支2mL的量，将其全部打开倒入杯子内，也就一口的量。一饮而尽，一天两次。第二天，咳嗽明显减少。服了不到5盒，彻底好了。

这个方法，后来用于家人，用于自己，用于熟人，效果一样，很快收功。找不到鱼腥草注射液时，直接买中药鱼腥草水煎即可。

我想，感冒是外邪犯肺，邪来时伤了娇脏（上、下呼吸道），邪退后，受过伤害的娇脏之某些角落或有余邪，或有余伤，导致咳嗽迁延留滞。

自身体会，鱼腥草治疗感冒无效，感冒1周后治疗咳嗽效果良好，收效快，如洒扫庭院，恢复娇脏如初。

如果觉得给患者处方太简单，加二味如下：鱼腥草30g，金荞麦30g，甘草5g。

（中医系七七级六班 司新会）

5. 清肺生脉饮

组成：北沙参15g，麦冬15g，五味子10g，玉竹10g，炙桑皮30g，地骨皮15g，炙紫菀30g，炙冬花30g，前胡15g，百部10g，荆芥10g，甘草10g。

功用：补气养阴，清热止咳。

主治：慢性咳嗽、气管炎、支气管炎、慢性阻塞性肺疾病、肺部结节、肺部感染后期、肺心病及慢性咽喉炎等，凡属气阴不足，余邪不尽，久咳不愈者。

此方是跟随新乡市名老中医张文献学习时，根据其用药经验综合提炼而成，临床应用多年具有良好效果。

体会：此方理法明确，标本同治，临床应用可根据脉证适当加减。心气虚者沙参改西洋参10g，咳嗽急重加炙麻黄6～10g。

（中医系七七级一班　骆虹）

6. 喉源性咳嗽经验方

组成：熟地黄15g，当归10g，山药20g，山茱萸10g，炒白术12g，茯苓15g，陈皮10g，仙鹤草10g，麦冬15g，五味子6g，蝉蜕5g，炙甘草8g。

水煎服，每日1剂，分早晚两次服。

主治：肾虚水泛所致咳嗽缠绵不愈，有痰或无痰，咽痒，遇异味加重，乏力，精神萎靡不振。

体会：此方是麦味地黄汤加减，疗效佳。

（中医系七七级四班　戴洪建）

7. "菊花一号"治疗喉源性咳嗽

组成：贡菊花5g，金银花5g，寸麦冬5g，藏青果5g，胖大海3g，薄荷3g，甘草3g。

主治：慢性咽炎久咳咽干。

用法：每天1～2剂，开水泡服，以此代茶，频饮。

体会：此方二十几年来惠及了无数患者，已经成为我院协定处方。

感冒后和喉源性咳嗽常久咳难愈，抗生素和抗过敏药也难获效。有时要根据条件灵活变通。几年前，儿子感冒后咽喉痒咳月余，消炎止咳药均无效。就停用一切药物，观察 1 周，咳嗽如故。无奈从香港买了两瓶念慈庵蜜炼川贝枇杷膏，放在冰箱冷藏后每次两汤勺含服，每日 3 次，服一瓶后痊愈。

（中医系七七级六班　苗相波）

8. 外感咳嗽验方

组成：荆芥10g，紫菀10g，百部10g，玄参15g，浙贝母12g，鱼腥草20g，麦芽30g，桑白皮15g，甘草3g。

用法：水煎服，每日 1 剂，连服 3～5 天。

（中医系七七级四班　杨广野）

9. 止嗽散加减治疗过敏性咳嗽

组成：荆芥10g，防风10g，白前10g，前胡10g，桔梗12g，紫菀12g，款冬花12g，浙贝母20g，桑白皮10g，百部12g，生姜12g，炙甘草6g。

用法：每日 1 剂，水煎，分 2 次服。

来源：止嗽散出自《医学心悟》。

功用：止嗽化痰，宣肺解表。

主治：咳嗽，咳痰，咽痒，遇冷遇风加重，多于气候交替时发作或加重，或伴有流涕、喷嚏等。

加减：口苦、夜间咳重者加柴胡、黄芩；痰多稀色白者加细辛、干姜、半夏；易感冒汗出者加黄芪、党参。

体会：本人常用本方治疗各种咳嗽痰喘证候。在临床实践中应用本方加减治疗过敏性咳嗽，收到较好疗效。

（中医系七七级二班　吴越）

10. 利咽润肺方治疗咳嗽

组成：桑白皮 15g，紫苏子 10g，牛蒡子 10g，木蝴蝶 10g，马勃 10g，浙贝母 10g，紫菀 20g，生地黄 10g，玄参 10g，鱼腥草 30g，射干 10g，天冬 10g，桔梗 10g。水煎服，每日 1 剂。

体会：咳嗽是急慢性咽炎、扁桃体炎、气管炎等上呼吸道感染和食管反流性胃炎的常见症状，一般经过解表宣肺、清化痰热、燥湿化痰、润肺止咳、和胃降逆等方法治疗后，很多患者的咳嗽症状会明显消失或减轻，但仍有一些患者疗效不明显，或症状虽改善但咳嗽仍会绵延十天半月不愈。对此类患者，笔者根据多年的临床经验，自拟利咽润肺方进行治疗，取得了较明显的临床疗效。

本方是笔者多年临证总结的经验方。笔者所处之珠三角地区，气候炎热潮湿，湿热伤阴后，往往导致久咳不愈，经过多年的临床观察，我们发现在以往辨证论治的基础上，适当加入一些利咽润肺的药物，往往会取得较好的疗效。常用的利咽润肺药物主要有紫苏子、炒牛蒡子、木蝴蝶、射干、马勃、桔梗、天冬、生地黄、玄参等，可根据患者病情灵活加减应用。笔者曾治一跨境学童，4 个月前因肺部感染而出现寒热、咳嗽、咯痰等症，当时经抗炎对症治疗后，诸症尽消失，唯有咳嗽始终不愈，曾在广州、深圳、香港多家医院予中西药治疗未能治愈，后经朋友介绍来我处就诊，予利咽润肺为主治疗半月而愈。

（中医系七七级三班　张国庆）

（三）哮喘

1. 生脉饮加减治疗哮喘缓解期

组成：麦冬 15g，五味子 10g，党参 20g。

体会：党参可以换成太子参，或人参，或西洋参，本人体会西洋参较好。痰多加二陈汤，咽干少痰加沙参、青果，热甚加黄芩、金银花、薄荷。

连续服用 3～6 个月，可治愈 60% 以上的哮喘，老少皆宜！

生脉饮药简力宏效好，实为疗肺疾良方。本人以此方治愈哮喘十余例，年龄小者 5 岁，大者 70 余岁！

（中医系七七级四班　郭绍伟）

2. 加味平喘验方

组成：炙麻黄 5g，杏仁 10g，穿山龙 15～30g，地龙 12g，全蝎 3g（冲），椒目 5g，川芎 10g。

来源：中医泰斗董建华"平喘验方"加味。

功用：疏风宣肺，降气化痰，止咳平喘。

主治：邪气痰浊壅遏肺气，宣降失司而致的咳嗽咯痰、喉中哮鸣、呼吸困难、张口抬肩、鼻翼扇动，甚则不能平卧等。适用于气管炎、慢性阻塞性肺疾病（COPD）急性加重期或稳定期咳、痰、喘症状明显者，及支气管哮喘急性发作期和慢性持续期，患者见上症者。

体会：本方由名中医董建华"平喘验方"加穿山龙、椒目而成，为治疗喘证减轻症状的基本方，临床应用20余年效果明显。方中穿山龙、地龙、全蝎、椒目、川芎是平喘的经验用药，前贤及民间均有记载。近年来多项研究证明穿山龙、地龙、全蝎、椒目对呼吸系统疾病的"咳""痰""喘"有明显的缓解作用。临床实践中虚喘慎用麻黄，阴虚火旺者不用椒目，余可根据患者的病情酌加辨证药物。若痰涎壅盛、喉中痰声辘辘、舌苔白腻者加炒苏子、冬瓜仁、葶苈子，或合三子养亲汤；痰热内盛、咳吐黄痰者合苇茎汤或加葶苈子、黄芩、鱼腥草、炒栀子等；痰黏难出者加海浮石、海蛤壳；热盛身热者加生石膏；寒饮伏肺、痰液清稀者加干姜、细辛、半夏、五味子以温化寒饮；燥热伤肺、舌红少苔者加沙参、麦冬；肺脾气虚者加黄芪、党参、白术；气阴两虚者加生脉饮；脾肾阳虚者加淫羊藿、制附子、肉桂、紫河车等。

（中医系七七级五班　袁效涵）

3. 黄芩五子汤治疗咳嗽喘满

组成：黄芩30g，炒莱菔子30g，桃仁12g，杏仁12g，苏子12g，车前子30g（包煎），陈皮30g，半夏20g，茯苓30g，枳壳12g，桔梗12g，前胡12g，甘草6g。

用法：每日1剂，水煎服。

主治：咳嗽、肺胀属痰热壅肺者。

体会：此为本人经验方。根据肺的生理特点和浊气理论，在杏苏散的基础上变化而成，用治急慢性气管炎、慢阻肺等咳嗽喘满属痰热壅肺者，临床加减，得心应手。

（中医系七七级三班 黄建庄）

4. 黄芪细辛汤治疗咳嗽变异性哮喘

组成：黄芪 15g，细辛 3g，炙紫菀 10g，炙百部 10g，生甘草 10g，蝉蜕 10g，清半夏 10g，茯苓 20g，陈皮 10g，五味子 15g，干姜 10g，鱼腥草 30g，麻黄 10g。

用法：水煎服，每日 1 剂，取汁 400mL，分早晚两次温服。

体会：咳嗽是临床常见的呼吸道症状。根据咳嗽持续时间长短，分为急性咳嗽（<3 周）、亚急性咳嗽（3～8 周）和慢性咳嗽（>8 周）。咳嗽变异性哮喘是慢性咳嗽的主要病因之一，主要表现为刺激性干咳，通常咳嗽比较剧烈，夜间咳嗽为其重要特征。感冒、冷空气、灰尘、油烟等容易诱发或加重咳嗽。常规抗感冒抗感染治疗无效。支气管扩张剂、糖皮质激素治疗可有效缓解症状。支气管激发试验或最大呼气流量昼夜变异率 >20% 等检查，是诊断该病的关键方法。目前该病病因尚未完全明确，可能与气道高敏性、神经调节、炎症、免疫遗传环境感染等因素有关。

中医学中没有与之完全相对应之病名，散记于咳嗽、风咳、痉咳、干咳、哮证、喘证、百日咳、虚劳等病证中。究其病因，外感六淫、内伤七情、饮食劳倦均可致病。久则耗伤正气，五脏六腑虚损，也为重要致病因素。然外感六淫之中，"风为百病之长""风盛则痒""风盛则挛急"。在古医籍中关于咳嗽症状的描述，本病症状与风邪致病也最为合拍。本病病程久，一般应在 8 周以上。久则耗伤正气。久病必虚。故气虚也为本病的重要发病机制。本人在临床实践中发现，气虚风盛是本病的重要发病机制，由此创立了黄芪细辛汤治疗气虚风盛型咳嗽变异性哮喘，取得了较好的临床效果。若因感冒、冷空气、粉尘、油烟等引起，有刺激性干咳症状，而时间较短，发病初期，用本方去黄芪，也有较好疗效。

（中医系七七级三班　谢谋华）

5. 理中四神丸

组成：党参 10 ～ 15g，炒白术 10 ～ 15g，炮姜 6 ～ 10g，补骨脂 10 ～ 15g，五味子 6 ～ 9g，制吴茱萸 6 ～ 9g，煨肉豆蔻 6 ～ 9g，黄连 6 ～ 9g。

主治：适用于临床各科常见病出现的脾肾不足，痰湿壅滞肺脾证。肺主一身之气。肺气被痰湿阻滞容易形成各种疑难杂症。本方通过调节肺与大肠的表里关系，温经散寒，祛痰从肠道外出，是不可多得的治疗临床各科疑难杂症的好方子。

辨证要点：凡右寸关脉同时出现弦滑紧涩，尺脉沉弱者，皆可考虑使用；凡舌红少苔，干咳少痰，肝火旺者不要服用。

加减运用：

（1）本方属于温燥之剂，痰郁化热或兼有阴虚者，要加上沙参增液汤（北沙参、生地黄、玄参、麦冬）。为了加强祛痰的效果可以配合三子养亲汤。

（2）久咳不愈，咳喘性支气管炎等，症状见咳嗽痰喘，舌淡胖或嫩红，舌苔白或灰暗或微黄，厚或腻者，可以随症加减三子养亲汤和止嗽散。

（3）腰痛、腰椎间盘疾患等，症见腰痛、腰沉、胸腹胀、便秘、舌淡胖或嫩红，舌苔厚者，可加续断、杜仲、狗脊、桑寄生等。

（4）胃脘痛、各种胃炎、胃肠炎等，随症状不同加减药物，如苍术、香附、砂仁、木香、厚朴等。

（5）子宫肌瘤、卵巢囊肿、乳腺增生等，凡是具有肺脾痰湿凝滞征象者，均可随症加减药物，如桂枝茯苓丸、郁金、香附、半夏等。

（6）口腔溃疡、唇炎、白塞病等具有痰湿郁闭肺脾经脉者，也可以随症加减药物，如赵炳南先生的四藤煎：熟地黄30g，蒸山萸肉15g，山药15g，泽泻12g，鸡血藤15g，首乌藤15g，钩藤12g，天仙藤12g。

（7）风疹、湿疹、痤疮等属于痰湿蕴积肺脾的与消风散放一起加减应用。

（8）治疗失眠病时，见左寸脉弦，或细或涩者，加栝楼薤白桂枝汤；见左关脉相对洪大有力者加清胃散。

体会：本方最初为久咳不愈所设，后来逐渐延伸到治疗各种常见病的脾肾不足、痰湿郁滞肺脾、上实下虚证，效果甚佳。然而该方只是临证遣方用药的一员虎将，中病即止。长期服用，部分患者容易出现心律不齐的症状，用桔梗甘草汤即可迅速缓解，不会留后患。

（中医系七七级一班　庄建西）

6. 青龙益肺汤治疗咳喘病

组成：桂枝9～12g，白芍9～12g，炙麻黄9～12g，黑姜炭9～12g，细辛6～9g，半夏9～12g，五味子9～12g，

茯苓 15～30g，白术 12～15g，杏仁 9～15g，炙远志 9～15g，地龙 9～12g。

方解：方中桂枝、炙麻黄解表散寒（用炙麻黄解表作用减弱，而重在止咳平喘）；细辛、黑姜炭辛散水饮，黑姜炭辛散作用减弱，重在温肺化饮止咳；半夏燥湿化痰，蠲饮降浊；"脾为生痰之源"，又为气血生化之源，用茯苓、白术健脾益气化痰，既杜其生痰之源，又助生化而益肺气；杏仁肃肺止咳平喘；五味子收敛心肺之气以止咳，且防肺气之耗散；经云"五脏六腑皆能令人咳，非独肺也"，用茯苓健脾化痰而安心神，炙远志能祛除心经之痰而养心安神，二者合用健脾化痰、养心安神而治心咳；地龙解痉，止咳平喘；白芍味酸益肝养阴，防桂枝、麻黄辛散太过。共成温肺散寒、健脾益气、止咳平喘之方。

加减：痰多者选加橘皮 12～15g，苏子 12～18g，炒莱菔子 20～30g，白芥子 9～15g；痰黏稠不易咯出者加海浮石 20～30g；中满者减白术，加枳实 12～15g；咳喘甚者加白果 20～30g；咳喘甚且畏寒或伴腰痛者，除加用白果外，再加附片 9～15g（先煎）；乏力懒动气短者加党参 12～18g，或用红参 10g，亦可再用黄芪 15～20g；心悸浮肿者重用茯苓至 30～45g，并加生姜 15g，炙甘草 15g，菖蒲 9～12g；经常感冒者加防风 9g，黄芪 15～30g。

体会：张仲景小青龙汤乃散寒解表、化饮平喘之剂。主治外感风寒、内停水饮之恶寒发热、不渴、无汗、浮肿、身体疼痛、胸痞、干呕、咳喘、脉浮等症。本人在多年的临床实践中，经常见到有外感风寒或大多无明显外感证而经年咳嗽、痰喘、气不接续、心悸，或伴有浮肿等的患者，经检查为慢支、肺气肿、肺心病或伴慢性心功能不全，经服抗感染西药及氨茶碱、强心苷、利尿药或输液等效果不佳。于是将小青龙汤之药味加减变通为温肺散寒、健脾化饮之方，因名之为"青龙益肺汤"（简称"咳喘方"），用之于临床，曾治疗两万余例咳喘患者，疗效颇佳。

（中医系七七级一班　郭德玉）

7. 肺纤维化早期的调治

组成：生地黄 30g，蒸萸肉 15g，麸山药 15g，牡丹皮 12g，泽泻 10g，桂枝 10g，附片 10g，牛膝 12g，补骨脂 15g，蒸五味子 8g，制吴茱萸 6g，煨肉豆蔻 5g，党参 15g，白术 15g，炮姜 9g，黄连 6g，全瓜蒌 15g，薤白 10g，当归 15g，升麻 6g，桑寄生 15g，白芍 15g，首乌藤 15g，甘草 10g。

用法：7 剂，水煎服，日 1 剂。

体会：2019 年 5 月 7 日上午，一位 68 岁的男性患者在朋友的推荐和陪同下来看中医。主诉很简单：夜里 2 点多睡醒后不能再入睡，梦多。

患者看上去比较健康，二便正常，饮食正常，无不良癖好，无"三高"（血压、血糖、血脂）。问题出现在舌诊和脉诊：舌淡红，苔薄白，基本正常，舌体不对称，右侧有一些胖肿，疑是肺部不太好；左右六部脉象都不正常：右脉三部滑紧无力；左脉寸尺弦细涩，关脉弦滑最为有力。

依据脉象判断：右脉关寸滑紧属肺脾痰阻，可用理中四神丸；尺部滑紧为肾阳不足，可用八味地黄丸；左寸弦细涩属于胸痹证，可用瓜蒌薤白桂枝汤；左关跳动最明显是有胃热，可用清胃散；左尺弦细涩，怀疑有风湿性疾病，看是否需要加用抗风湿药物。

这四五个药方在电脑上打了出来之后我就犯了难，难道就一个简单的早醒就要开这么大的一个方子吗？不行！还需要继续问诊进行验证和调整。接下去该问什么呢？随便聊吧！问以前从事什么工作，现在怎么生活，回答说："原来公职人员坐办公室的，现在退休了和几个老伙计随便玩玩，有时到社区帮帮忙！"看来生活还是蛮健康的。我又问："你最近体检了没有？"患者这时才从包里翻出来一张 CT 报告单说："体检说我有肺气肿，可是没有一点点症状啊！"我看到报告单上写着肺气肿、纤维化的字样。一下子就全明白了！异样的舌脉症状包括早醒就是一个肺纤维化的早期呀！再回过头看看电脑上开出来的大方子，这不是很对症了吗？看来舌脉表现出来的病理征象没有欺骗我！是不是还要加上射干麻黄汤呢？既然还没有咳嗽闷气的症状就不要加了！加上白芍、桑寄生和首乌藤就行了吧？看服药后的情况变化再酌情加藤类中药吧。

我对患者讲："你这是肺纤维化早期，目前虽然处于比较稳定的状态，但是不可轻视，要注意用中药调理，阻止这个病继续进展。"就用这个大方子临证加减治疗一段时间，会有不错的结果。

并不是所有人的脉象都能这样清晰、精准地表达病情。一般是体质好的，疾病单纯的患者才会这样，而体弱多病者往往就不容易下诊断了。所以学习脉诊，认识典型的脉象往往都是在病情单纯的患者身上初步认识和学习到的。

依据舌脉辨证来遣方用药是传统中医的一项基本功。先进行望诊、脉诊、舌诊就大致上把方药确定下来，然后再用问诊来进行验证和调整是传统中医比较常用的接诊程序和模式。我比较重视脉诊，有一个小故事：在我刚刚毕业的时候，一位耿姓护士咳嗽，去新乡市中医院找张瑞甫老中医看病。回来后拿着一张处方询问道："我找张先生看病，他把完脉开了一个方子就让我走了，他什么也不问，我一句话也没有说。你看看这个方子行不行啊？"我看了看药方，还真是一个不错的治疗时疫咳嗽的方子。虽然我当时不以为然，随后的临证实践中还是受到了潜移默化的影响，一直比较看重脉诊。

（中医系七七级一班　庄建西）

（四）肺痨

培土生金法治疗肺痨

肺痨即"肺结核"，是经飞沫传染的呼吸道传染病，严重影响国民的身体健康，致使国民健康素质下降。肺痨咯血是主要症状之一，大、中等量咯血需西医止血抢救，而小量咯血、痰血、血染痰、痰带血丝等却让西医棘手，久药不能止。用健脾益气法治之往往收效，速则1周，缓则半个月至1个月则血止痰消。因"子病伤母"，取"培土生金"义也，健脾固肺，益气摄血。

方药：归脾汤、四君子汤、薯蓣丸、补肺汤等随证加减。此时不惧燥土耗阴，因已"耗血伤气"矣，正所谓"两害相权取其轻，两利相权取其重"也。

（中医系七七级二班　刘艳芳）

二、心系病证

（一）心悸

柴胡加龙骨牡蛎汤加味治疗频发早搏

组成：柴胡 30g，生龙骨 20g，生牡蛎 20g，磁石 30g，桂枝 12g，生姜 10g，人参 6g，黄芩 12g，大黄 6g，甘松 15，紫石英 12g，茯苓 12g，半夏 10g，大枣 10g。

方解：重用柴胡以条达肝气，疏肝解郁，与黄芩配伍，透解少阳之热邪；龙骨、牡蛎是《伤寒论》里常用的药对，重用两者以针对胆热上炎所致的"烦惊"，共奏重镇宁心安神之功；桂枝通阳化气，磁石、紫石英镇心定悸安神，茯苓利水宁心，四药共用温补心阳，宁心安神；甘松理气醒脾，安神镇心；大黄泄热通腑，腑气得通，气机得利则肝之气郁得解，气郁所化之火得消；半夏、生姜降逆除痞；人参、大枣补气、益脾。全方配伍，条达气机，清心除烦，宁心定悸。

加减：临床中根据患者症状辨证治疗，若无大便秘结，生大黄改用酒大黄；若小便不利，加用车前子、泽泻。心悸明显加苦参、远志；气阴两虚者酌加玄参、麦冬；肝郁明显加芍药、郁金、百合；阳虚者酌加补骨脂、肉桂；血瘀者酌加红花、赤芍、桃仁；兼痰热重者酌加苦参、竹茹、胆南星等；大便次数多者去大黄，加芡实、白扁豆等。

体会：柴胡加龙骨牡蛎汤出自《伤寒论》，由小柴胡汤化裁而成，主治少阳枢机不利，肝胆气郁、痰热内扰。具有枢转少阳、调和肝胆之气、宁心安神之功。

本人在多年的临床实践中，经常应用本方治疗各种原因引起的频发早搏且伴有情绪不稳、失眠等症，经西药治疗早搏及症状改善不明显者。此类早搏的发病机制多为肝气郁结，胆气不利，肝胆之气不舒，上逆于心而致胸闷悸动不安、心烦、失眠等。治疗上从肝胆入手，将经方柴胡加龙骨牡蛎汤的临床运用扩大化，并根据患者具体症状配伍加减，收效显著。

（中医系七七级一班　韩丽华）

（二）胸痹

1. 麝香川芎保心饮

组成：麝香（人工麝香）0.5～1g，川芎18g，丹参30g，细辛3～6g，檀香12g，当归18g，广郁金12g，三七粉18g，枳壳12g，桂枝10g，泽兰12g，炙甘草10g。

主治：冠心病之心绞痛，不稳定性心绞痛、心肌缺血，小面积的心肌梗死（无三大并发症：心衰、心律失常、休克）、陈旧型心肌梗死、顽固性心绞痛。

临床证型：气滞血瘀，经络阻滞型。

症见：胸闷气促，心前区阵痛有压迫感，且疼痛固定不移，胸痛彻背，背痛彻胸，汗出，心悸不宁，舌质紫暗有瘀斑，脉沉涩或缓、结、代，面色晦暗无泽。

用法：麝香、三七粉备用，其他药水煎煮两遍，混合为水煎液500～800mL，加入麝香、三七粉再煎10分钟（小火煎），每日1剂。1日2次。或频服，1日多次。

以本方为基础加减研制的速效冠心病滴油是国家中医药管理

局重点课题成果，以本方为基础蒸馏、回收、浓缩，制成滴油，经鼻腔、口腔黏膜给药，起效比汤剂快，效更好。[辽宁中医杂志，1999，26（3）：111.]

体会：方中麝香是活血止痛的圣药。川芎行气活血，是血中气药。丹参善于祛瘀生新。细辛味辛能散，开胸通达病所，配檀香、枳壳理气开郁，除闷定痛。更有当归活血补血，配三七散瘀阻，祛浊血。合泽兰行血破宿血。攻而不峻。郁金解郁行气，配桂枝通阳化气。炙甘草补益心气。本方重在活血祛瘀、通经活络、芳香辛散。旨在通则不痛。

针灸取穴：手太阴心经四穴，神门、阴郄、通里、灵道，加膻中、足三里、三阴交，留针30分钟，10分钟一次提插捻转。有通络止痛之效。尤其对心绞痛造成的焦虑恐惧、心悸、心率加快（活动后100～120次/分）而美托洛尔控制效果不好者，针灸有一定的疗效。

中药是天然的，是相对安全且可靠。针灸可以疏通经络，改善神经内分泌系统，是非药物的自然疗法。

（中医系七七级一班　张英）

2. 金参七散

药物组成：鸡内金、人参（西洋参或高丽参）、丹参、三七。

制作方法：鸡内金洗净晒干打粉。人参、丹参、三七碾成粉末，过180目筛。按比例（人参粉1g，鸡内金粉60g，丹参粉100g，三七粉150g）混合成金参七散。混合好的干粉放瓷器皿加盖蒸15分钟，备用。每天早上、晚上各服一小汤勺。

主治：冠心病之心绞痛、心肌缺血、陈旧性心肌梗死。心电图可以有 ST 段改变，也可以无改变。

证型：气虚血瘀，心脉阻滞型。

症见：胸闷、胸痛隐隐、短气自汗、少气无力、胃腹不适。脉细弱无力、舌体胖大而有瘀斑、苔白腻。

体会：胸闷、胸痛中医通常认为病机为心气虚，胸阳不振，无力推动血脉运行，血脉痹阻，不通则痛。人参大补元气，益气强心，又能宁心安神；鸡内金软坚化滞，消积健脾胃；丹参、三七为活血祛瘀之圣药，通络止痛。故金参七散能补气强心，活血化瘀，软坚通络，宣痹止痛。该散服用方便，蒸后为熟药又消毒杀菌。即使胃肠不好的人也能长期服用。

（中医系七七级一班　张英）

3. 冠心病心绞痛验方

组成：清半夏 10g，瓜蒌 15g，陈皮 12g，竹茹 12g，当归 15g，川芎 15g，丹参 30g，赤芍 15g，石菖蒲 15g，三七粉 3g（冲服），桑寄生 20g，炒麦芽 30g，甘草 3g。

用法：水煎服，每日 1 剂。

加减：气虚明显加黄芪，心阴不足加生脉饮，心律不齐加苦参，失眠加炒酸枣仁，血压偏高加夏枯草。

15 天为 1 个疗程，连服 2 个疗程。

（中医系七七级四班　杨广野）

4. 自拟冠心宁汤治疗心绞痛

组成：瓜蒌 15g，薤白 12g，桂枝 10g，红花 15g，赤芍 20g，川芎 15g，丹参 30g，檀香 15g，降香 12g，太子参 15g，

首乌藤 20g，忍冬藤 15g。

用法：每日 1 剂，早晚两次温服。

主治：冠心病、心绞痛，症见活动后心前区或胸骨后发作性、压榨样疼痛、憋气、胸闷，或有疼痛向背部、左肩及左臂内侧放射，持续时间 3 ～ 5 分钟更长，伴汗出等症。

加减：瘀血重，心绞痛频繁发作，冠脉重度狭窄或三支病变且血凝五项正常者，加三棱 10g，文术 10g；早搏频发者，加苦参 20g；活动后气喘，加葶苈子 15g，车前子 20g（包煎）；痰湿重，加半夏 12g，茯苓 20g；失眠多梦，加酸枣仁 20g，茯苓 20g。

此方为瓜蒌、薤白、半夏及桂枝汤合四物汤加减而来，是我在治疗心绞痛工作中摸索而成，也是我应用最多的方子。有很多心绞痛经冠脉造影显示冠脉主干或主分支严重狭窄或弥漫性狭窄，不愿或不能（放不成）植入支架者应用此方，效果甚佳。

（中医系七七级二班　李宪章）

（三）心衰

强心利水汤治疗慢性心衰

慢性心力衰竭是心血管疾病的终末期表现，也是心血管疾病导致死亡的最主要原因。以咳嗽气喘，呼吸困难，乏力倦怠，头晕心慌，腹胀恶心，纳差呕吐，颈部脉络怒张，肝肿大，两下肢水肿为主要症状。证属心肾阳虚，寒水上泛，血液瘀滞。治当温阳益气，泻肺利水，活血化瘀，故立强心利水汤。

组成：生黄芪 30g，葶苈子 10g，炮附子 6g，桂枝 10g，白术 10g，茯苓 10g，猪苓 10g，泽兰 20g，川牛膝 10g。

用法：水煎服，每日 1 剂，两次温服。

加减：阳虚甚者改炮附子为 10g，并先煎 1 小时；瘀血甚者加川芎 15g，丹参 30g；心气虚明显者加红参 10g（另炖）。

强心利水汤经本人多年临床验证治疗慢性心力衰竭具有较好的疗效，能改善运动耐力和临床症状，并能减少洋地黄和利尿剂的用量，对防止心力衰竭的加重也有一定的作用。

（中医系七七级三班　蔡云海）

（四）不寐

1. 不寐——三七叶、花生叶

不寐症俗称失眠，通常表现为睡眠时间、深度的不足，或入睡难，或早醒，重者可彻夜不眠。

现今社会由于生活节奏的加快、工作压力的增大等诸多因素，失眠人群逐年上升而成为常见病证。对于失眠患者来说，由于个体反应不同，疾病转归各不相同。但长期失眠对于身体多系统的危害是显而易见的。

不寐的中医治疗有着丰富的临床积淀，无论是专药专方或辨证施治，均有深厚的理论基础和临床实践。

组成：花生叶 15～30g，三七叶 10～20g。

用法：本药对可单独使用，以花生叶、三七叶代茶饮，或随配伍入煎剂。

三七叶是五加科植物三七的地上茎叶部分。三七全株皆可入药，地上与地下部分因成分不同而具有不同的药理活性。三七根块活血化瘀作用较强，在心脑血管疾病的治疗中应用较多。而地上枝叶部分具有较强的中枢神经抑制作用，有较好的镇静及改善睡眠的效果。治疗失眠的中成药七叶神安片（滴丸）即以三七叶为原料制成。

花生叶是油料作物花生的地上枝叶部分，用于治疗失眠多梦、心悸健忘。有报道称上海名老中医王翘楚以花生叶为主治疗失眠，获较好疗效。本药对除配伍辨证配方使用外，因其取材方便且无特殊怪异口感和副作用，适合单独代茶饮。是治疗失眠的简单易行、安全便捷的方法。

（中医系七七级三班　丁铁岭）

2. 柏壳枕头治失眠

去年秋天，见一男士采摘柏树的果实。他说晒干后用棒槌捶碎，装成枕头，治好了他多年顽固的失眠。"用后很灵，现在已过六十了，每晚还能稳稳地睡上六七个小时，这在过去不敢去想。""现在用的柏壳枕头，用好久了，气味淡了，再做个新的保驾护航。"

我早想把这个见闻放到同学群里。今儿趁着兴致，写出来，或许能够使哪位同学受益，不妨一试。随着咱们的年岁渐长，睡眠可能不会像年轻时那么沉稳。前时见到老同学转发的网文，说道睡眠与健康、与心情、与寿限的关系，也是给咱们这把年纪的人再次提个醒儿。

柏子仁的药材基原为柏科植物柏木的果实。

《分类草药性》：苦涩。安神除烦。《四川中药志》：治风寒感冒、胃痛及虚弱吐血。《重庆草药》：解风邪，安神，止血。味甘辛微苦，性平，无毒。治血热烦躁，小儿寒热高烧，吐血。

用法与用量：内服煎汤，3～5钱；或研末。

采收和储藏：8～10月，果实长大而未裂开时采收。晒干备用。

（中医系七七级四班　张跃传）

3. 舒肝养心汤治疗心烦

组成：柴胡9g，黄芩15g，白芍15g，枳实12g，百合15g，合欢皮20g，石菖蒲12g，远志10g，甘草6g，炒酸枣仁15g，浮小麦30g，大枣5枚。

主治：焦虑症。

在更年期女性中最为常见。除常见的上腹部不适、隐痛、腹胀、嗳气、恶心、呕吐等症状外，大多患者伴有失眠多梦、心烦急躁、心神不宁、无法解释的全身疼痛等症状。给予常规的治疗疗效差，病程长，严重影响患者的生活质量，给患者及家庭带来沉重的精神负担。该方疏肝解郁，宁神定志。

配合西药氟哌噻吨美利曲辛片（黛力新）起效更快。

（中医系七七级五班　张照兰）

4. "白加黑益气安神散"调节亚健康

白（日）方：党参6g，黄芪8g，白术6g，茯苓6g，陈皮6g，山药6g。

黑（夜）方：炒酸枣仁8g，远志6g，百合6g，当归6g，黄精6g，五味子4g。

用法：打细粉温水冲服。白方健脾益气，于早饭后冲服；黑方养心安神，于晚饭后冲服。

主治：适用于心脾两虚、气血不足所引起的乏力气短、心悸纳差、失眠多梦等症。即白天没精神、晚上睡不香。可以临证加减：如阴虚口干欲饮，白方加麦冬，夜方加知母。以此类推，灵活加减。

体会：本人在高校医院工作30余年，常见教师、学生们因为教学、科研、晋升和考研的压力，出现不同程度的精力不支、疲劳乏力、食欲不佳、失眠多梦、烦躁不安等症状，中医辨证属于心脾两虚。

基础方来源于临床使用广泛的"归脾丸"，而顺应生物钟给予调节更为科学有效，即白天益气健脾以提精神，晚上养心安神以助睡眠。故取名"白加黑益气安神散"。经临床使用，较归脾丸效果好，比汤药方便经济，患者容易接受，若使用免煎颗粒剂则更为灵活。

（中医系七七级二班　岳桂英）

三、脑系病证

（一）头痛

1. 散偏汤加味治疗偏头痛

组成：桃仁9g，红花9g，川芎30g，当归12g，生白芍20g，白附子9g，钩藤15g，地龙9g，石菖蒲12g，白芥子12g，郁李仁10g，吴茱萸12g，生甘草10g。

用法：每日1剂，水煎服。

加减：伴恶心呕吐者加姜半夏12g，头痛严重者增加川芎、吴茱萸、生白芍的用量。

主治：偏头痛中的<u>丛集性头痛、紧张性头痛、经行头痛</u>。

使用方法：经行头痛在月经前1～2天开始服用，到月经干净停药。连续治疗3个月经周期。其他类型的头痛发作时服用，中病即止。

注：

（1）散偏汤出自清·陈士铎《辨证录·头痛门》。

（2）白附子：化痰药。为天南星科植物独角莲的块茎，可散寒治疗头痛，此处用河南产禹白附。

（3）白附子不是白附片。白附片为乌头子根附子的炮制品之一。

（中医系七七级六班　邹蕴珏）

2. 头痛治疗验案

头痛是临床最常见的一种病证，在人群中占10%左右。头痛的病因、病理多种多样，因此治疗原则各异，必须在诊断明确以后，才能因病施治。有些患者的头痛，仅根据详尽的病史及简单的检查就可以确诊，但对有些头痛却必须提高警惕，早期给予放射线，甚至病理生化检验等精密仪器检测，以求早期明确病因，争取治疗时机。

中医《东垣十书》则将头痛分为内伤头痛和外感头痛，根据症状、病因的不同而有伤寒头痛、湿热头痛、偏头痛、真头痛、气虚头痛、血虚头痛、气血俱虚头痛、厥逆头痛等。《丹溪心法·头痛》认为"头痛多主于痰，痛甚者火多"。《普济方·头痛附论》曰:"若人气血俱虚,风邪伤于阳经,入于脑中,则令人头痛也……受风寒伏留而不去者名厥头痛。"本人在行医过程中,遇到的风寒伏留之头痛及痰厥之头痛治疗验案,与同道分享。

(1)案例1

一诊:李某,女,48岁,头痛20余年。每逢发作时疼痛难忍,自诉整个头都痛,想撞墙,时有恶心,冬天发作频繁,遇变天时发作频繁。面色苍白,声音低微,舌淡,苔白腻,脉沉迟。经诊断本证属风寒伏留头痛。

治法:疏散风寒,燥湿化痰,清利头目。

方药选择川芎茶调散加减。川芎10g,天麻20g,荆芥10g,防风10g,羌活10g,白芷10g,独活10g,蔓荆子10g,菊花9g,法半夏12g,旋覆花10g,白术10g,代赭石30g(先煎),石膏30g(先煎),白芍20g,甘草6g。7剂,每日1剂,水煎内服。

二诊:患者自诉服药后头痛明显改善,舌苔白腻较前好转,大便稍干,守上方去白术,加生地黄15g。续服7剂,每日1剂,水煎内服。服药后患者自述头痛痊愈,随访一年,未见复发。

分析:患者头痛20余年,经多方治疗,不见好转,最终放弃治疗。经人介绍门诊就医,询问患者患病原因,因产后感受风寒所得,实属太阳膀胱风寒循经传入少阴肾经的伏风头痛,所以治法为疏风散寒,通络止痛。方以川芎祛风散寒,李东垣指出:"头痛必用川芎。"《本草正》曰"惟风寒头痛极宜之",天麻祛风通经络。《本草纲目》云:"天麻乃定风草,故为治风之神药。"两药合用,共奏祛风通经络止痛之功为君药。荆芥、防风祛风止痛，羌活祛太阳之游风头痛，独活祛少阴之伏风头痛，白芷祛阳明之风邪头痛，菊花、蔓荆子清利头目，七药合用，协助君药以加强祛风止痛之效，为臣药。法半夏、旋覆花燥湿化痰，白术健脾燥湿以治疗兼症，石膏、代赭石镇降，白芍以柔肝止痛，五药合为用佐药。甘草缓急止痛，调和药性为使药。二诊舌苔正常，大便干，所以去燥湿利水的白术，加养阴润肠的生地黄。

（2）案例2

一诊：张某，女，20岁，从17岁开始头疼，每次疼痛都是一整天，头痛部位有时偏头痛，有时整个头都痛，伴随昏沉嗜睡，记忆力下降，注意力不集中，四肢沉困，有时恶心胸闷，有时痛到放声大哭的程度，极度消极，焦虑，有时甚至有轻生的念头。曾经尝试过很多治疗方法，运动、针灸、火疗，服用红豆薏苡仁粥，也用过白扁豆祛湿，但运动后头痛会加重，为了缓解消极焦虑情绪，做过心理辅导，但都没有明显效果，偶尔听同学说，可以试试中医治疗，患者本人抱着不确定因素来门诊就医，本次发病已3天，头部疼痛难忍，面色苍白，伴有四肢困乏，恶心胸闷，舌苔白腻，脉沉迟。

诊断：头痛（痰湿阻滞清窍）。

治法：化痰祛湿，通窍止痛。方药选择半夏白术天麻汤加减。用药：半夏12g，天麻20g，白术10g，陈皮10g，蔓荆子10g，川芎10g，防风10g，羌活10g，藁本10g，黄芩15g，甘草6g。7剂，每日1剂，水煎内服。

二诊：时隔1个月再就诊时，女孩脸上露出了笑容说，大夫，我现在头不痛了，我这次是来看腹泻的。

分析：半夏燥湿化痰，降逆止呕，天麻祛湿通络，茯苓利湿健脾，橘红燥湿行气，白术燥湿健脾，助运化湿浊，蔓荆子、防风、羌活、藁本祛湿止痛利头目，川芎上行通窍，为治疗头痛的要药，黄芩清热燥湿反佐，甘草缓急止痛，调和药性。全方共奏化痰燥湿、通窍止痛之功。

（中医系七七级五班　贾玉梅）

3. 柔肝活血息风汤治疗偏头痛

组成：生白芍 15g，枸杞子 10g，制何首乌 10g，柴胡 10g，香附 10g，天麻 10g，川芎 15g，黄芩 10g，甘草 9g。

用法：水煎服，每日 1 剂。也可将上述药物粉碎制成水丸，每次 6g，每日 3 次口服。无论何种剂型，均要坚持服用 8 周以上。

加减：以上为基本方，若病情复杂也可适当加减：肝肾阴虚重者加生地黄 30g，白芍加至 30g，制何首乌加至 20g；阴虚火旺者加青蒿 30g，有实火者加龙胆草 6g；睡眠差者加首乌藤 30g，合欢皮 30g，五味子 15g；血瘀较重者加延胡索 12g，川芎加至 30g。

体会：偏头痛是一种临床常见的慢性神经血管病变，具有发作率高、危害性大且需长期治疗的特点。其临床治疗分为发作期的即刻止痛治疗和缓解期的预防性药物治疗，预防性治疗的目的主要是为了减轻头痛程度、减少头痛发作次数和提高患者生活质量。目前中医药治疗偏头痛的报道多是缓解期的预防性药物治疗。

柔肝活血息风汤是本人创制的用于偏头痛预防性治疗的有效方剂，其组方依据有二：一是查阅大量文献，对前人治疗偏头痛的方药进行筛选，反复临床验证而组成本方；二是对偏头痛的中医症状学、证候学以及中医体质辨识等进行了系统的研究总结，并结合中医伏邪理论，提出了偏头痛的发生是在肝肾阴血不足的基础上，引动体内风、瘀、痰、热等伏邪而导致。从而使此方的组成进一步上升到了由实践到理论的高度。

本人用本方治疗数百例偏头痛，有如下体会：偏头痛属慢性发作性疾病，预防性治疗周期至少八周，长期治疗可间断服本方一年以上。若八周以后停药头痛复发者，重新应用本方依然有效。对病情较重者可在本方基础上进行加减用药，我一般是先让患者服本方加减汤剂，然后服用由本方制成的水丸以方便患者长期治疗。在治疗过程中，如何调理好患者的情绪和睡眠是治疗观察的重要指证，临床应用中也将此两方面的症状改善作为加减用药的重点。临床观察长期服用本方未见肝肾毒性发生。有文献报道偏头痛的发作与性激素水平紊乱有关，而本方所选用的药物如枸杞子、制何首乌、柴胡、黄芩等均具有植物性激素样作用，在治疗偏头痛的同时，对与性激素水平紊乱的相关疾病如子宫肌瘤、乳腺增生、黄褐斑等也有一定的治疗作用。

偏头痛是一种慢性难治性疾病，服用本方只是治疗的一个方面，患者的配合至关重要，应告知患者要尽量避免导致偏头痛的诱发因素如饮酒、情绪波动等；且应坚持长期治疗，在治疗期间即使有病情的反复也不应轻易放弃，患者的积极配合也是提高偏头痛治疗效果的重要环节。

（中医系七七级一班　倪进军）

4. 天麻钩藤汤加减治疗高血压伴头晕头痛

组成：天麻10g，钩藤15g，石决明30g，黄芩10g，山栀子10g，杜仲20g，桑寄生15g，夜交藤15g，制何首乌15g，女贞子10g，夏枯草10g，郁金10g，合欢皮15g，泽泻10g，车前子15g。

用法：每日1剂，水煎温服。

体会：本方适用于因肝肾阴虚，肝阳上亢所致高血压伴头痛而眩，心烦易怒，夜眠不宁，或见口苦、胁痛、面红腰酸等症状者，用之有良效，尤其对顽固性高血压有明显的降压作用。

（中医系七七级二班　冯华）

5. 治疗脑积水重症方

组成：黄芪120g，陈皮20g，路路通30g，益母草30g，薏苡仁30g，茯苓30g，清半夏30g，甘草10g，益智仁30g，沙苑子30g，菟丝子30g，枸杞子20g。

用法：水煎服。

脑积水不是一种单一的病。脑积水是由于颅脑外伤后或颅内肿物使得脑脊液吸收障碍、循环受阻或分泌过多而致脑室系统进行性扩张或（和）蛛网膜下腔扩张，按压力可分为高颅压性脑积水和正常颅压脑积水，根据脑脊液动力学可分为交通性和梗阻性。早期CT表现为脑室系统进行性扩张或（和）蛛网膜下腔扩张。

其典型症状为头痛、下肢无力、起步或步态站立不稳、尿失禁、共济失调、反应迟钝、进行性自主语言躯体活动减少，腰穿观察后可确诊。

（中医系七七级三班　周立华）

（二）眩晕

1. 治疗高血压痰瘀互结之眩晕

组成：清半夏 10～30g，白术 10～30g，天麻 10～20g，陈皮 10～20g，g，路路通 15～30g，菖蒲 15～30g，赤芍 10～30g，川芎 10～30g，地龙 10～30g，丹参 15～30g，桑寄生 15～30g，酒黄芩 10～20g，郁金 10～30g。

用法：水煎服，分早晚两次温服。

主治：高血压病之眩晕。

高血压病在中医范畴中相当于"眩晕"，即由于情志、饮食内伤、体虚久病、失血劳倦及外伤、手术等病因，引起风、火、痰、瘀上扰清空或精亏血少，清窍失养为基本病机，以头晕、眼花为主要临床表现的一类病证。

痰瘀互结证：头如裹、胸闷、呕吐痰涎、刺痛（痛有定处或拒按）、脉络瘀血、皮下瘀斑、肢体麻木或偏瘫、口淡、食少、舌胖苔腻脉滑，或舌质紫暗有瘀斑、瘀点，脉涩。

（中医系七七级三班　周立华）

2. 理气升压汤治疗低血压症

组成：黄芪 15g，党参 15g，当归 15g，龙眼肉 15g，酸枣仁 20g，茯苓 15g，炙远志 6g，白术 10g，木香 6g，枳壳 10g，青皮 10g，麦冬 20g，五味子 12g，柴胡 10g，甘草 6g。

治疗效果：低血压症以收缩压低者较为多见，多发于春夏季节，自毕业后临床 30 余年来，我诊治 500 余例此类患者，疗效较著，服药 5 剂后，症状可明显减轻，血压有所上升，10 剂后症状基本消失，血压可达正常范围。升压较明显的是收缩压，可升高 10～20 mmHg，舒张压升的幅度较小些。也有一些患者，血压升高虽不明显，但临床症状如眩晕、心慌气短、胸闷乏力等症状能得到明显改善。

体会：自 1983 年元月从中医学院毕业至 1984 年 10 月，我用归脾汤加生脉饮益气养血升压，辨证治疗低血压症，疗效较好。1984 年 10 月我去山东济宁市参加一个学术会议，会议上有一位山东中医学院（现山东中医药大学）的教授（已记不清名字）讲低血压的治疗经验，他用生脉饮加青皮、枳壳，当时对其为何用青皮、枳壳二味不解其义，因会议时间紧，没有机会请教，后来我也囫囵吞枣，效仿用之，结果比我常用的归脾、生脉疗效更好些，窃以为升压不仅仅要益气养阴血，也应加青皮、枳壳疏理气机，柴胡升举阳气，故取方名为理气升压汤。

（中医系七七级六班　屈振廷）

3. 半夏白术天麻汤治疗痰浊型孤立性急性前庭综合征

孤立性急性前庭综合征以快速发生的眩晕为主要表现，多伴有恶心、呕吐和步态不稳，头部运动不耐受和几天到几周的眼球震颤等症状。

临床表现：眩晕有旋转感或摇晃感、漂浮感，行走不稳，头重如裹，头部运动不耐受，伴有恶心呕吐或恶心欲呕、呕吐痰涎，食少便溏，舌苔白或白腻，脉弦。本病以眩晕为主要表现，故可归属于中医"眩晕"范畴。朱丹溪提出"无痰不作眩"。

组成：姜半夏10～15g，炒白术10～15g，天麻10～15g，茯苓10～30g，陈皮9～12g，炙甘草6～9g，生姜3片，大枣5个。

加减：恶心、呕吐严重者，加大黄3g，以合大黄甘草汤之意，生龙骨、生牡蛎、生龙齿30g；头痛者，加川芎、郁金、节菖蒲各15g；心下痞满者，加厚朴9～15g，泽泻10～30g；躁动不安、失眠者，加生龙骨、生牡蛎、生龙齿30g，茯神30g；颈项拘紧不舒或疼痛者加葛根30～50g，片姜黄9～15g；情绪低落、懒言少动，合甘麦大枣汤；气虚者，合用补阳还五汤加减。

体会：临床工作中，若患者急性起病且有高血压病、糖尿病、冠心病、动脉粥样硬化、心律失常、高脂血症等危险因素，应首先排除脑血管意外；若为脑血管意外，可在急性期处理基础上加载本方可取得满意效果。

随着现代生活水平的提高，人们饮食偏于肥甘厚味、辛辣刺激。日久，脾虚之人渐多，脾虚则易生痰，痰邪引动肝风，风痰上扰，发为眩晕，半夏白术天麻汤针对病因病机，标本兼治，为治疗眩晕病的名方。本方验之临床，疗效安全可靠。

（中医系七七级一班　杨亚平）

（三）中风

1. 通脑利水汤治疗脑出血后脑脊液循环障碍

脑脊液循环障碍常见于脑内感染、脑出血、脑内肿瘤和先天畸形等疾病过程中，本文所述以脑出血或脑外伤出血后脑脊液循环障碍为主。

人体脑脊液主要由侧脑室脉络丛产生，经三脑室、中脑导水管流入四脑室，经四脑室正中孔和外侧孔流入脑和脊髓的蛛网膜下腔，最后经矢状窦旁的蛛网膜颗粒回渗到上矢状窦，回流至静脉系，如此循环不息。人体每天分泌的脑脊液量为400～500mL，而脑室系统的容量只有100～150mL，多余的脑脊液循环到静脉系统，保持着脑脊液循环的动态平衡。脑出血或脑外伤出血后，离经之血弥散、瘀阻，引起蛛网膜粘连，蛛网膜颗粒及表浅的血管间隙发生闭塞，导致脑脊液循环障碍……

证候：脑脊液循环障碍的主要症状是高颅压综合征：头痛、呕吐、精神迟钝、耳鸣耳堵、视力下降、视神经乳头水肿，严重者可引发脑疝危及生命。

治疗：西医学治疗除常规脱颅压外、多采用开窗引流或经皮——腹腔引流。但容易管道堵塞引流失败。中药治疗两步走：一是化瘀开窍，打通脑脊液循环通路；二是利水缩容减轻脑脊液循环压力，拟通脑利水汤，用之多效。

通脑利水汤方：三七10g，水蛭10g，当归15g，赤芍15g，丹参30g，川芎15g，桃仁12g，红花12g，川牛膝15g，菖蒲15g，郁金15g，路路通15g，泽泻30g，泽兰叶15g，茯苓15g，葶苈子30g，1日1剂，水煎服或鼻饲。

临床运用：气虚加黄芪30g，以振奋阳气，增强脑脊液循环的动力；肾虚加熟地黄15g，枸杞子12g，菟丝子15g，以补肾充脑；痰湿盛加胆南星10g，半夏10g，天竺黄15g，化痰通脑。

需要强调的是此类患者病情重，病程长，疑难程度高，治疗起来不能操之过急，我治疗的患者中就有用药 1 年以上的。

（中医系七七级二班　闫玉宝）

2. 偏瘫再生丸治疗中风病方

组成：羌活 9g，独活 9g，丹参 15g，赤芍 12g，红花 6g，川芎 6g，菊花 9g，水蛭 6g，地龙 9g，白术 9g，茯苓 9g，胆南星 6g，郁金 9g，菖蒲 9g，远志 6g，鸡血藤 12g，牡丹皮 12g，川断 12g，川牛膝 12g，生地黄 12g，白芍 12g，当归 9g，黄芪 15g，甘草 6g。

用法：上药共为细末，炼蜜为丸，丸重 3g。每服 1 丸，每日 3 次，连服 1 个月为 1 个疗程，若需服用下 1 个疗程，中间可间隔 3～5 天。

体会：余在中医院内科病房工作期间，针对中风患者病情稳定后遗留之手足麻木或肢体不遂、口眼㖞斜、言语不利等症，承吾师张瑞甫先生（新乡市名老中医）多年治疗中风病之经验，另参现代药理研究之成果，为（偏瘫再生丸）方，效果显著。

本方具有益气活血、化瘀通络、祛痰开窍、养肝息风之功效，适用于中风病（缺血性及出血性脑卒中）患者初次发病后二到四周，病情稳定之恢复期，对于中风超过半年的中风后遗症患者同样亦可服用，虽然此期患者肢体症状难以继续好转，但是通过药物对于脏腑及经络功能的调整及改善，可以起到预防患者中风复发的作用。

注意事项：本药药性平和，加之做成蜜丸，每日服药总量不大，故对于中风病之中经络及中脏腑的恢复期各个证候都适用。对于出血性脑卒中患者，一定要确认患者的出血已经停止且情况稳定，全身症状明显好转，血压得到控制，否则还是暂缓使用为好。关于疗程的掌握，如果服药后症状有好转，则继续下一个疗程治疗，若是服药后症状变化不明显，则可停药。服药期间，可以同时进行针灸及其他康复理疗，也可同时服用其他对症治疗的西药，如降压药等，但不要同时服用治疗本病的汤药，也不建议同时服用其他治疗本病的中成药。

（中医系七七级四班　孙宛峰）

3. "加味补阳还五汤"治疗中风

组成：黄芪 60～90g，赤芍 12g，当归 10g，川芎 15g，地龙 6g，炒桃仁 3g，红花 3g，全蝎 6g，蜈蚣 2 条（去头足），白僵蚕 3g。

加减：失语或言语不清，加石菖蒲，远志；筋脉拘挛加伸筋草；疼痛加乳香、没药；下肢瘫痪加牛膝、川续断、桑寄生；上肢瘫痪加桂枝、桑枝；头痛头晕面红加石决明、钩藤、天麻；血瘀严重加土鳖虫、水蛭；气虚甚黄芪重用至 120g，或加党参。

体会：中风，即脑卒中，分缺血性与出血性，包括脑梗死、脑缺血、脑栓塞与脑出血。中国卒中发病率居世界第一。具有高致死率、高发病率与高致残率，严重危害中老年生命与健康。临床实践中，发现补阳还五汤加减对于中风恢复期、后遗症期都有较好疗效，缺血性中风应用越早越好，脑出血恢复期比后遗症期效果好。应该与这个阶段都有气虚血瘀经络壅滞的共同病机有关。补阳还五汤为清代王清任方，适合气虚血瘀型中风，或其他类型兼见气虚血瘀，对于中风恢复期及后遗症期均适合。原方加入搜风通络之全蝎、蜈蚣、白僵蚕、土鳖虫等虫类药物，增强了疗效。

（中医系七七级一班　王林）

（四）痴呆

1. 晚晴汤缓解脑萎缩

组成：制首乌 10g，熟地黄 15g，远志 10g，龟甲 10g，鹿角霜 12g，石菖蒲 15g，郁金 15g，白芷 12g，天竺黄 10g，丹参 30g，胆南星 10g，泽泻 30g，桃仁 10g，红花 10g，姜半夏 10g，甘草 6g。

用法：水煎服，每日 1 剂，连服 1～2 个月。眩晕甚加天麻、钩藤、枸杞子；失眠重加合欢皮、酸枣仁；血瘀重加地龙、土鳖虫。

主治：老年脑萎缩，症见头晕、头痛、失眠、健忘、反应迟钝、腰膝酸软、麻木不遂等症。

体会：本方临床应用 20 余年，观察缓解脑萎缩有效，2000 年制成口服液经省级主管部门批准为院内专科制剂。

随着神经影像学的发展，几乎每天都有脑萎缩的老年人或其家属拿着 CT、MRI 诊断忧心忡忡地来咨询求治。自 1995 年至 1999 年，我参考了大量临床资料，请教了不少中医脑病专家，试拟晚晴汤缓解脑萎缩。脑萎缩属于中医"脑髓消"的范畴，从中医观点看，老年人肾气渐衰，阴精亏损，不能生髓充脑，元神失养，脑髓消灼而导致脑萎缩的发生，同时老年人脾失健运、痰浊内生、蒙蔽清窍，气虚血瘀、脑络瘀阻，痰浊瘀毒损害脑神，犹如云遮夕阳，阳光不振，神明失用，产生了大脑机能衰退和智力减退的一系列表现。结合西医学病因病理学研究，脑萎缩多与腔隙性脑梗死、脑白质脱髓鞘这些病理形态学改变同时存在。此时单纯补肾填精以充脑髓存在有一定的局限性。针对老年脑萎缩的病理特征，设计出具有补肾填精益髓、化痰醒脑开窍、活血解毒通络的方子，经过多年的临床验证，这个方子具有缓解脑萎缩的头晕、头痛、肢软、健忘、震颤等症状，并有延缓痴呆、改善中风后遗症的功效。

老年人脑萎缩犹如夕阳西坠，又遇云遮雨潦之苦，而此方拨云见日，使云收雾散，露出夕阳金灿，霞光满天，改善脑萎缩的症状，使老年人迟暮之年"晚晴夕阳红，为霞尚满天"，故将此方取名为"晚晴汤"。

（中医系七七级六班　董子强）

2. 补心健脑方

组成：当归20g，柴胡10g，白芍15g，白术12g，茯苓12g，枳壳12g，远志12g，石菖蒲15g，龙骨20g，生牡蛎20g，败龟甲15g，益智仁20g，甘草6g。

用法：水煎服，无特殊。

功用：宁心安神，益肾健脑，疏肝健脾。

来源：由枕中丹、逍遥散化裁而来。

主治：失眠，心悸，健忘，精神恍惚，注意力不集中，抑郁症，经前期紧张综合征。

加减：心脉弱而无力，加升麻、路路通、人参；肾脉虚腰痛，加杜仲、川断、补骨脂、枸杞子；脾脉虚痰湿重加扁豆、莲肉、陈皮；胃脉实有力加枳实、沉香；肝脉虚加酸枣仁、川芎；

视物昏花加女贞子、茺蔚子；背痛加川羌、独活。

体会：现代人生活节奏快，精神压力大，遇事无法排解，忧思过度，辗转不能眠，日久心脾不足，肝失疏泄，肾主精，属水；心属火，水火不济则神不安。故用枕中丹以交通心肾，逍遥散疏肝解郁，养血健脾，总之能起到宁心安神、益肾健脑、疏肝健脾的作用。辨证要点：精神萎靡、情志抑郁、失眠、心悸、健忘、注意力不集中、心脉细滑无力。一般用本方1～2周就有很好疗效。

一使馆家属的孩子，女19岁，大学一年级，好强，学习很好。但上大学后，学习数学精算课程很难，又因为谈恋爱受挫，心情郁闷，学习跟不上，记忆力减退，失眠，暴饮暴食，注意力不集中，看书不到20分钟，就看不下去了，退学一年。其母找我给其治疗。脉象：心脉滑弱无力。用上方半月余，能看书3个小时，其他症状逐渐消失。并完成了大学、研究生学业。

（中医系七七级六班　韩贵娥）

四、脾胃系病证

（一）胃痛

1. "益胃调肠汤"在胃肠病中的应用

组成：炒白芍20g，太子参10g，炒白术10g，茯苓15g，山药15g，煨葛根10g，煨广木香10g，薏苡仁15g，炒麦芽10g，炙甘草10g，防风8g，黄芩8g，黄连5g，桂枝6g，生姜6片（20～30g）。

用法：每日 1 剂，水煎服。

主治：胃脘隐痛或胀痛，甚至胃痛和腹痛同时出现，不思饮食，食则更甚，或不食亦痛，时而嗳气，或泛酸，按揉略减，形体渐瘦，面色微黄，疲倦乏力，大便有时秘结或正常，脉沉弦细，或濡弦，舌苔略厚腻或微黄腻。

体会：人最容易生病的器官是胃肠，胃肠道的健康与我们人体的健康密切相关。随着人们生活条件的不断提高，生活节奏的逐渐加快，胃肠病的发病率也逐年增加，究其原因大多与精神、情志及饮食不节、不洁密切相关。

由于胃肠病容易复发，且易迁延日久，从而导致脾胃虚弱，引起虚实夹杂的病证，难以治愈和调理。

经过长期的摸索和亲身感受，拟定的"益胃调肠汤"，效果较佳，尤其是反复发作，虚实夹杂的病证，即西医学所说的"胃肠功能紊乱，胃肠蠕动减慢的病症"。

胃、肠功能是密不可分的，久病既可影响胃及肠道受纳、腐熟、运化、吸收的功能，同时又会出现胃肠道功能异常，故在治疗和调理时要同时进行。

重用生姜，因其性温、味辛，首入脾胃经，有温中补虚、增加食欲、温通阳气、祛风散寒、解毒杀菌的作用。现代研究证明：生姜含有姜辣素，被人体吸收可产生一种抗氧化酶，并可刺激口腔和胃黏膜，加速消化液分泌。生姜中的姜酚，还有较强的利胆作用，而且不论外寒内侵还是阳气不足，均可运用。

木香和葛根要用煨制。木香和葛根其性寒凉，木香偏燥，故以煨制使其性缓和，用其升举、运行脾阳之气，和中止疼，调理胃肠道功能。

煎药后的药渣可趁热敷在脐周，辅助治疗，效果更佳，可上午、下午反复用两次（注意别烫伤）。

如大便不爽，或口干腹坠胀者，葛根可加至20g；湿热不明显可减少黄芩、黄连的用量；腹胀重、嗳气、情绪不畅时，可加柴10g；胃脘痛减可减少白芍用量。亦可随症加减。

情志不畅或伴有更年期综合征者，可在晨起加服一片西药"氟哌噻吨美利曲辛片（又称黛力新）"，取效更快。

（中医系七七级六班　赵玲）

2. 砂半理中汤加减治疗慢性胃炎

组成：高良姜9g，砂仁9g，炒枳壳10g，醋香附12g，清半夏12g。

慢性胃炎是常见病多发病，治疗药物也很多，但是真正应用起来疗效令人满意的不多。砂半理中汤是北京中医药大学著名经方大家宋孝志的经验方，由高良姜、砂仁、清半夏、炒枳壳、制香附组成，具有理气散寒、和胃止痛作用。我在临床上多用于较为顽固的反复发作的胃炎患者，尤其是长期待在空调房、喜吃冷饮、以水果当饭者。

加减：若伴有胃脘撑胀、口苦，心情不佳或有胆囊炎者加柴胡、黄芩；若伴有烧心反酸者加海螵蛸、浙贝母；若疼痛较甚者加丹参饮；若伴有大便黏腻，难下者加白术、厚朴。

（中医系七七级二班　杨小平）

3. 自拟九味黄连汤治疗消化系统疾病

消化系统疾病是内科常见病多发病，寻求中医药治疗的患者越来越多。中医学所说的消化系统疾病主要归属于脾胃肝胆脏腑病证以及脾胃肝胆经络系统病证。该系统疾病的诊断主要依靠四诊及胃肠镜检查等手段来明确，治疗以调理肝胆脾胃寒热虚实、气机升降出入为原则。根据多年临床实践，总结了一个比较有效的方剂——九味黄连汤，现与大家分享。

组成：黄连 6g，吴茱萸 3g，乌贼骨 30g，蒲公英 30g，炒莱菔子 15g，柿蒂 15g，当归 15g，枳实 15g，三七 9g。

用法：姜、枣引，水煎服，每日 1 剂，分早晚饭后半小时温服。

主治：适用于肝胃不和，木克脾土的肝郁脾虚证。

加减：

呕吐：寒呕去黄连、蒲公英，加白豆蔻、砂仁、生姜、陈皮、半夏；热呕去乌贼骨，加竹茹、半夏、黄芩。

腹痛：寒痛去黄连、蒲公英、乌贼骨，加附子、干姜、甘松、延胡索；热痛加白芍、麦冬；瘀痛加乳香、没药、甘松。

痞满腹胀：实证加厚朴、制大黄；虚证去黄连、蒲公英，加黄芪、党参、大腹皮、桂枝。

黄疸：湿热加茵陈、龙胆草；寒湿去蒲公英，加茵陈、白术、附子。

泄泻：湿热泄去乌贼骨，加葛根、黄芩、白芍；虚寒泄去黄连、蒲公英，加附子、干姜、石榴皮；滑泄去黄连、蒲公英、枳实、柿蒂，加附子、干姜、补骨脂、肉豆蔻。

鼓胀：实证去乌贼骨，加泽泻、车前子、玉米须、鳖甲；虚证去黄连、蒲公英，加黄芪、白术、桂枝、猪苓、茯苓、鳖甲。

根据内镜镜下报告针对病理改变加减治疗：

水肿：实证加泽泻、薏苡仁；虚证加薏苡仁、白术、半夏。

红斑：加地榆、白术。

脆性改变：脆性增加，加白术、陈皮、半夏；脆性降低，加白及，沙参、石斛。

结节：瘢痕型，加制大黄、浙贝母、薏苡仁。

渗出：加陈皮、半夏、桂枝、羌活、苍术。

扁平糜烂：加陈皮、半夏、乳香、没药。

隆起糜烂：加浙贝母、薏苡仁、皂角刺、穿山甲。

皱襞肥大：加泽泻、薏苡仁、浙贝母、苍术。

皱襞萎缩：加沙参、玉竹、石斛。

缺酸：加乌梅、山楂。

血管透见：加沙参、麦冬、石斛、桂枝、白花蛇舌草。

食道反流：加刀豆子、川朴、木香、香附子。

胆汁反流：加柴胡、郁金、白芍、白术、香附子。

出血：新鲜出血，加白及、地榆、仙鹤草；陈旧性出血，加茜草、浙贝母、制大黄。

瘀血：加花蕊石、茜草、桃仁、红花。

溃疡：加代赭石、滑石、地榆、制乳香、制没药。

肠化：加白花蛇舌草、浙贝母、鳖甲、穿山甲。

癌胚抗原（CEA）偏高：加猫爪草、白花蛇舌草。

针对慢性胃炎病因学与组织学问题加减变化：

幽门螺杆菌（Hp）感染：黄连、蒲公英、苦参。

十二指肠及胃反流：柿蒂、枳实、刀豆子。

自身免疫性慢性胃炎：土茯苓、木瓜、炒白芍、乌梅。

老龄化：黄芪、当归、白术。

炎症：黄连、蒲公英、土茯苓、羌活。

肠上皮化生：白花蛇舌草、半夏、泽泻。

假幽门腺化生：陈皮、半夏、猫爪草。

非化生性萎缩：黄芪、当归、白术。

化生性萎缩：白花蛇舌草、乌梅、白术、当归。

异型增生（上皮内瘤，癌前病变）：白花蛇舌草、猫爪草、白术、薏苡仁、桂枝、白芥子。

（中医系七七级三班　罗化云）

4. 慢性胃炎、胃溃疡——儿茶、白花蛇舌草

组成：儿茶 3～5g，白花蛇舌草 15～30g。

用法：本药对入煎剂。

体会：方中白花蛇舌草，清热解毒，消肿止痛，具有多种治疗活性，且具有促进胃肠排空作用，改善胃黏膜炎性症状。儿茶苦涩收敛，生肌去腐，对胃黏膜糜烂充血、胃溃疡有较好治疗效果。在辨证施治疗前提下，本药对可与大多数组方配伍。

慢性胃炎及胃溃疡患者在纤维内镜检查中通常可见胃黏膜糜烂、红斑、水肿、充血现象，本药对专为收敛生肌、修复胃黏膜损害而设，在本病治疗中有促进黏膜修复的积极作用。

慢性胃炎、胃溃疡是消化系常见疾病。早期的医学理论认为胃是高酸环境，无细菌生长。中国医学界当时受苏联巴甫洛夫神经反射理论影响，认为此类疾病与精神应激密切相关。在纤维内镜面世前，虽有零星关于胃溃疡与细菌致病的相关报道，但由于病理学证据的不确定，使真正的致病原因始终未能确认。纤维内镜的面世使慢性胃炎、胃溃疡的诊断有了根本性的改变。幽门

螺杆菌这一细菌的发现及与慢性胃炎、胃溃疡发病关系的研究，使该病从诊断、治疗到生物学证据均形成完整的链条。病因的确定带来了治疗的针对性变化，以杀灭幽门螺杆菌为主体的四联疗法成为当今临床的主流认识。而具有卓越献身精神的幽门螺杆菌发现者巴里·马歇尔和罗宾·沃伦，因在该病病因学研究中的贡献，于2005年获得诺贝尔医学奖。至此，幽门螺杆菌与慢性胃炎、胃溃疡及胃癌发病的密切相关性，成为医学界的共识。而中医临床实践也与时俱进。在中医传统辨证前提下，对幽门螺杆菌及其相关病变的治疗，倾注了高度重视，体现了现代中医的求实精神。值得一提的是，"文革"期间，赤脚医生一根银针一把草，探索精神时至高峰。以黄连素加黄芪建中汤或痢特灵加黄芪建中汤治疗胃溃疡的方法成为当时粉丝众多的网红。虽是中西药结合配方，但可以看出，彼时中医的临床实践探索，已高度关注胃溃疡的细菌致病的病因。虽然这种探索最终没有明确的结果，但那个时代在医学实践上的努力，仍值得今之后辈学习。

（中医系七七级三班　丁铁岭）

5. 胃痛验方

组成：党参15g，焦白术30g，炮姜10g，炙甘草6g，蒲黄12g（或炒或不炒，包煎），天然五灵脂6g（炒），檀香6g（后下），沉香6g（后下），白蔻仁15～30g。

用法：水煎服，每日1剂，连服两周。

体会：行家明白，这是一首组合方。理中汤合失笑散加味而成。普普通通，平淡无奇。但好就好在用治胃痛效速。一剂痛止。或一剂下咽，痛即消失。服上方两周多已痊愈。患者要的是效果，高兴的就是舒适。倘若我们中医药多能有良效，消除病痛，患者何乐而不为也！诋之者何凭而可诋也！

胃痛，民间多言心口疼，或称"心里疼"。有很大一部分的胃痛的特点就是直指左胸，以及左颈、左后背肩胛区的疼痛。不明真相者常混同冠心病，实乃张冠李戴。冠心病一类中医曰胸痹，大抵相符。古人观察的已很仔细，《黄帝内经》所谓"真心痛，手足青至节，朝发夕死，夕发旦死"。本与胃痛不相干也。胃痛治心，服药多多，成把下咽，了无起色，没治在点子上，稀里糊涂，与南辕北辙无二。

胃痛现代检查已颇明了。或炎症，或糜烂，或溃疡。或有曰颈椎型胃炎者，吾定其名曰"颈胃背综合征"，倒是十分贴切。总之，一个痛字乃其主症。困痛起来背胛部要用拳头猛砸而方适。理中汤治疗胃痛已然好使，笔者发现合上失笑散，去痛尤佳。蒲黄、五灵脂原为治疗下腹痛妇科痛经之类很妙，移作治胃，没想到竟出奇得好，可谓锦上添花。檀香、沉香、白蔻治胃俱佳，不多言。上方药本不需特殊加减，只肖服用可也。有胃热胃酸现象者可适当加味，大便干结不通者，可每日冲服生大黄粉3～5g。

此方治胃有良效。而遇腹痛患者，诸如盆腔炎症、积水、粘连、慢性结肠炎，或隐痛经年，查无结果。是所谓"原因不明性腹痛"者，亦可随症用之。临床治疗我常加上乳香、没药，以及偶加血竭几味。三十岁稔，治疗不辍。用之何下百千斤！常常药到病除，愈者很多。

中药十九畏有"人参最怕五灵脂"句。没说党参。这里用的是党参，或太子参、西洋参，或绵芪亦可。从未见其不良，唯有愈痛之效。各药平和，无毒不燥。但有良效，值得推广。

（中医系七七级四班　黄兴旗）

6. 慢性胃痛的治疗

组成： 党参 15g，丹参 15g，乌药 9g，檀香 6g。

加减： 若气虚明显，将党参换成黄芪 20～40g；若胃气有气阴两虚，将党参换成太子参 15～25g；若大便异常（时干时稀，便秘），加用生白术 20～30g；若有食积、消化不良，加用焦三仙。临证可据具体病证而加减运用。

体会： 胃痛乃临床常见病症，临证常用一方，对于血虚有寒者，效果颇佳。此方乃早期杂志，多有报道，难以记忆最早报道者，同仁用之有效，是前人之功，吾不过记述而已。

（中医系七七级五班　周发祥）

7. 黄芪建中汤加减治疗胃痛

组成： 黄芪 20g，桂枝 9g，炒白芍 18g，炒白术 12g，防风 6g，陈皮 12g，木瓜 10g，砂仁 6g，炙甘草 3g。

用法： 水煎服，每日 1 剂。

加减： 若恶寒喜暖，得温痛减，遇寒加重等寒凝重者，加吴茱萸 3g，乌药 10g，生姜 3 片；若嗳腐吞酸，呕吐不消化食物，不思饮食，大便不爽等饮食积滞重者，去黄芪、防风、炒白术，加枳壳 12g，槟榔 10g，生白术 10g，焦三仙各 20g；若腹胀、两胁胀痛，遇烦恼则痛或疼痛加剧等肝郁滞重者，去黄芪、木瓜，加生麦芽 20g，枳壳 12g，柴胡 10g，香附 15g，木香 6g，大腹皮 18g；若烧心泛酸，纳呆恶心等湿热重者，去黄芪，加黄连 3g，栀子 12g，连翘 12g，滑石 20g；若胃痛隐隐，喜温喜按，大便溏薄等脾虚胃寒重者，加炮姜 6g，补骨脂 15g，吴茱萸 3g，五味子 6g，生姜 3 片。

体会：胃痛是临床上常见的一个症状。随着人们生活节奏的加快，和饮食习惯的改变，该病的发病率越来越高，各个年龄段均可发病，尤以中青年居多，且反复发病。导致胃痛发生的原因很多，包括外感、寒邪、饮食不节、暴饮暴食、饮酒如浆、嗜食辛辣、情志不畅。西医学认为，胃痛的发生可能有若干因素，但大多数是由胃酸反流引起的，其次是胃痉挛，多数是因为精神原因，如生气紧张、压力大等，都可能引起胃绞痛。

引起胃痛的疾病有很多，如胃黏膜急性炎症、慢性胃炎、胃及十二指肠溃疡、功能性胃肠病等。临床主要以胀痛、刺痛、隐痛、剧痛等疼痛为主，常伴食欲不振、恶心呕吐、嘈杂泛酸、嗳气吞腐等上消化道症状。

本人经过 30 多年的临床应用，疗效显著，处方稳定。通过加减变化后还可用来治疗上消化道的其他疾患和用于亚健康人群的脾胃调养。

胃痛是一个反复发作的疾病，除服用本方外，还要重视患者的精神和饮食调摄。患者要积极配合，养成有规律的生活的饮食习惯，同时保持乐观的情绪。

（中医系七七级一班　古风交）

8. 疏肝和胃汤治疗慢性胃炎

组成：柴胡 6g，炒枳壳 12g，白芍 10g，陈皮 12g，姜半夏 10g，木香 10g，姜厚朴 10g，佛手 12g，砂仁 6g，鸡内金 12g，

延胡索 10g，生大黄 3g，炒白术 15g。

用法：水煎服。

加减：脾虚加党参、黄芪；阳虚内寒加干姜、小茴香；胃阴不足加麦冬、沙参；瘀血或久病加川芎、丹参；湿热加苍术、黄连、蒲公英。

体会：此方制成水丸，用于临床已 20 多年，效果尚好。

（中医系七七级四班　许轶兰）

（二）胃痞

1. 胃瘫康

组成：全瓜蒌 20 ～ 30g，柴胡 10 ～ 15g，枳实 10 ～ 15g，砂仁 6 ～ 10g（后下），桃仁 10 ～ 15g，丹参 20 ～ 30g，生地黄 10 ～ 15g，玄参 10 ～ 15g，麦冬 10 ～ 15g，白芍 18g，合欢花 15 ～ 20g。

主治：用于糖尿病合并胃轻瘫的患者，中医称为"痞证"。

加减：大便干结加大黄 6 ～ 10g，川朴 10g；腹胀较重加陈皮 10 ～ 15g，藿香 10 ～ 15g，佛手 10 ～ 15g；合并失眠、心悸加炒酸枣仁 15g，炒柏子仁 15g。

体会：对此方的研究是我和黄霞研究员的省科技厅课题，经临床观察验证及动物实验研究均证实其疗效可靠且无明显副作用，与现在常用胃肠动力药物吗丁啉、加斯清、替普瑞酮进行比较，疗效相当且复发率低，并可以有效改善糖尿病患者口干口苦、心烦、心悸等症状。目前市场上治疗"痞证"的中成药多是由辛温芳香类药物组成，而糖尿病属于中医消渴症，病机属于阴津亏乏，此类药物虽然也有改善糖尿病胃轻瘫的症状，但疗效差，复发快，且不符合中医理论，因此本人选用了全瓜蒌、柴胡、枳实上调肺，中调肝，下调肠道，上、中、下三焦气机调畅，痞证（胃轻瘫）诸症可以缓解，三药均为君药，且三药均为凉性药物，避免伤及阴津的副作用发生，临床疗效明显。

（中医系七七级五班　刘超）

2. 消痞方

组成：枳实 15g，厚朴 12g，玳玳花 6g，柿蒂 15g，木香 10g，紫苏梗 15g，预知子 10g，炒莱菔子 20g。

主治：嗳气频频，腹胀纳少，胃脘痞塞者。

加减：口苦，咽干，胁肋胀满，加黄芩 15g，焦栀子 10g；大便不畅，加瓜蒌仁 15g，槟榔 10g；食欲不振，加鸡内金 12g，焦麦芽 15g，炒牵牛子 9g；反酸、烧心，加海螵蛸 20g，浙贝母 15g，煅瓦楞 15g。

（中医系七七级五班　张照兰）

3. 自拟抑胃酸方

组成：海螵蛸 30g，浙贝母 15g，煅瓦楞子 20g，白及 9g。

主治：反酸，烧心。消化性溃疡、反流性胃炎、食管炎。

加减：伴有口苦者加黄芩 15g，蒲公英 15g；腹胀者加枳实 15g，厚朴 12g，炒莱菔子 15g；嗳气者加旋覆花 12g，刀豆子 15g；食欲不振者加焦麦芽 15g，神曲 15g，炒莱菔子 15g。

（中医系七七级五班　张照兰）

4. 柴胡疏肝散治疗功能性消化不良

组成：柴胡 10g，枳实 10g，白芍 15g，川芎 10g，香附 10g，陈皮 10g，甘草 6g。

用法：水煎服，每日 1 剂，分两次温服。

加减：若泛酸严重，加海螵蛸、煅瓦楞子；若饱胀感明显，食欲差，加炒麦芽、炒神曲、鸡内金；若不寐甚，加炒酸枣仁、制远志。

主治：经检查确诊为功能性消化不良，符合肝郁犯胃之证型者。

来源：《医学统旨》。

体会：功能性消化不良是消化门诊最常见的病症，病程迁延且易于反复，除消化道的症状，多有情志不遂的表现，西药治疗尚乏良方，此方治之疗效尚好。

（中医系七七级二班　叶书敏）

（三）呃逆

加味旋覆代赭汤治疗顽固性呃逆

组成：旋覆花 12g，代赭石 20g，姜半夏 12g，陈皮 10g，沉香 6g，丁香 5g，柿蒂 10g，枳实 20g，白及 20g，浙贝母 10g，乌贼骨 12g，潞党参 20g，白术 20g。

来源：《伤寒论》。

主治：降逆化痰，益气和胃。用于顽固性呃逆呕吐，尤其中风病，症见胃气虚弱，痰浊内阻，心下痞鞕，噫气频作，或反胃呕逆，苔白滑，脉弦虚。

注意事项：中风病伴呃逆，往往有消化道宿疾，或伴随呕血等症，治疗上需及时监测，潜血试验区别药液与出血，有消化道出血者停服，吞咽困难者可鼻饲，伴呕吐者可少量缓服。旋覆花可包煎，陈皮用新橘皮更佳，煎药时加生姜、大枣为引，患者体虚重者可改潞参为人参，固护正气；患者出现脱症危象，非本方所能奏效，需固护元阳为首要。

体会：呃逆一症，临床常见，《黄帝内经》称之为"哕"，朱丹溪称之为"呃"，明代以后统称为呃逆。本病发生不外内伤外感，各种因素使胃失和降，胃气上逆而致。临床有虚实轻重之分。中风病治疗过程中，呃逆出现往往标志着病情复杂，或有宿疾，或病情加重，常规疗法难以奏效，颇为棘手，临床运用旋覆代赭汤，加丁香、柿蒂、沉香助降逆之力，枳实、白及、浙贝母、乌贼骨行护胃之效，对中风病之顽固呃逆有较好疗效。

（中医系七七级五班　杨玉坤）

（四）泄泻

1. 益气健脾汤治疗久泻

组成：黄芪15g，党参15g，白术15g，山药15g，茯苓15g，薏苡仁15g，甘草10g，干姜10g，防风6g，柴胡6g，羌活6g，诃子15g，乌梅15g，石榴皮15g，黄连10g，白芍10g，木香10g。

用法：每日1剂，水煎2次，早晚分服。

体会：泄泻之疾，病有急慢，情有轻重，程有长短。急性病轻者，不以论述。慢性病重者，专予阐明。先天禀赋不足，脾胃素虚。饮食不节，中焦损伤。劳倦过度，中气受伐。大病久病，中州虚弱。情志失调，肝脾相乘。六淫侵袭，脾胃损伤。终致脾胃虚弱，中阳不振，中气下陷，大肠滑脱。肝脾不和，泄泻乃成。症状若何，大便溏薄，大便黏液，大便下血。一日数次，日行无度。脘腹胀满，脘腹疼痛。不欲饮食，饮食减少。体倦乏力。精神萎靡。面色淡白，形体消瘦，恶寒肢冷。

　　脾胃为后天之本，气血生化之源。脾主运化，胃主受纳。饮食水谷的消化吸收，转运输布，气血精津的化生，全赖脾胃。脾胃虚弱，运化失常，是构成泄泻的主体。芪、参、术、山、茯、薏、甘草补益脾胃，益气和中。泄泻日久，中阳损伤。干姜温中散寒，振奋中阳。脾胃虚弱，中气下陷，防风、柴胡、羌活升发阳气。泄泻不愈，大肠滑脱，诃子、乌梅、石榴皮涩肠止泻。五脏之内，五行之间，相生相克，相乘相侮。生克者，常也，乘侮者，病也。脾土虚弱，肝木乘之。柴胡、白芍疏肝理气，养血柔肝。脾胃失调，气机阻滞，木香行气止痛。气机不畅，郁热内生。黄连清解内热。平中见奇，久愈沉疴。

（中医系七七级六班　史世军）

2. 理中止泻汤

组成：党参 15g，炒白术 20g，干姜 10g，高良姜 15g，香附 15g，大腹皮 30g，车前子 15g，醋延胡索 25g，甘草 6g。

用法：1 日 1 剂，水煎，分两次服。

主治：急性小肠炎。症见急性腹泻，便如清水，泻下如注，伴有腹痛，痛则下泻，泻则痛减，如此反复，一日十数次，甚则数十次，抗生素治疗效果不佳。

此方经多次应用，效果极佳。1剂见效，3剂治愈，屡用屡效。

（中医系七七级六班　杨新生）

3. 慢性非特异性溃疡性结肠炎的中药治疗

口服中药：可在辨证的基础上，分别应用四神丸、痛泻要方、葛根芩连汤、参苓白术散、补脾益肠丸、结肠炎丸加减。

灌肠方：生地榆15g，苦参15g，黄柏炭15g，五倍子10g，甘草6g，白及粉3g，三七粉2g。

用法：前5味水煎取汁后，再加入白及粉和三七粉混匀。

灌肠方法：可用灌肠器，或者用50mL注射器前端套胶皮导尿管，徐徐插入肛门20～25mm灌肠，每晚1次，10～15天为1个疗程。

体会：本方为本人多年临床经验，方中诸药据现代临床药理研究证明，具有消炎止血、祛腐生肌、快速修复溃疡面的功效。中医多部医典医著中均有明确阐述，在此不一一列举。

溃疡性结肠炎又称慢性非特异性溃疡性结肠炎，其病变多局限于大肠黏膜和黏膜下层，病变多位于乙状结肠和直肠，以病程漫长、反复发作为特征。可发于任何年龄，病因至今不明。目前多认为与基因因素、心理因素及饮食不节有一定相关性。血性、黏液性腹泻为最常见的早期症状。常伴有腹痛、里急后重、脓血便、每日多次腹泻等症状，病程长者还可出现体重减轻等。

西医学治疗该病，多用艾迪莎、美沙拉嗪及皮质类固醇等药物，停药后病情多复发，疗效不尽人意。中药治疗，可得到较为满意的结果。

中药口服加灌肠，治疗慢性非特异性溃疡性结肠炎，疗效确切、显著，为患者打开一扇亮丽之门。

（中医系七七级六班　高捷）

4. 久泻丸

组成：生晒参 100g，煨肉蔻 80g，炒山药 60g，炒白术 80g，炒苍术 60g，盐黄柏 80g，绵黄芪 60g，巴戟肉 70g，川黄连 70g，春砂仁 60g，粉葛根 50g，白茯苓 60g。

用法：共为细末，制为水丸，如绿豆大小。此为 1 个月的量，每日 2 次，温水或小米粥送服。

功用：健脾止泻，升阳和中，滋阴清热。

主治：各种久泻及易反复发作之泄泻。

注意事项：服药期间，忌食绿豆、南瓜、冷饮、牛羊肉、海鲜等，患者食之不舒之食物亦当忌之。

加减：方中葛根、黄连、黄柏三味凉药的量，应以内热多少适当加减。脾阳虚甚者生晒参可加至 130 ～ 150g。

疗程：一般 3 个月为 1 个疗程。症状稳定后，慢慢减量。一般先减 1/3，每 3 个月递减 1/3，最后维持量为 1/3 量。再减为每日 1 次、隔日 1 次、3 日 1 次，渐停之。若 3 年后没有复发，方为治愈。

体会：慢性泄泻久者，多为脾肾阳虚和胃阴不足，虚寒与内热相杂。身体消瘦，纳差乏力，畏寒肢冷等。始治之时，多以健脾涩肠止泻。效果不满意时，加用大补肾阳之味，以求速愈。短时间效果明显，渐之反复，药加量，有甚者用熟附子一日量达 150g 以上者，其效不佳。故对于久泻者，必寻其因治，慎重涩肠。

附：保留灌肠方

生黄柏 30g，生苦参 30g，生薏仁 30g，川黄连 20g，绵黄芪 15g。浸泡 2 小时以上，煎煮 30 分钟左右。过滤后留药液约 300mmL，分早晚两次保留灌肠。一般不甚严重者不用，严重者加之。每 20～30 天为 1 个疗程。疗程间休息 1 个月。

（中医系七七级四班　赵相如）

5. 慢性结肠炎治疗经验

慢性非特异性溃疡性结肠炎属于中医学"泄泻"范畴，目前研究认为属自身免疫性疾病，但其病因与发病机理未完全阐明。临床表现为腹痛，腹泻，大便次数增多，黏液便或黏液血便，部分兼有里急后重感，多次细菌培养无致病菌生长。结肠镜检查示结肠黏膜充血水肿，有颗粒样改变或糜烂，病变区黏膜较脆，触之易出血，有典型溃疡改变者，表面多附有黄白色分泌物。活检病理报告为炎症细胞浸润或黏膜呈炎症改变。

笔者根据患者临床症状，舌、脉分为以下几型。

湿热型：主症为大便黏而不爽，夹带脓血，里急后重，肛门灼热，烦渴溲黄，舌苔黄腻质红，脉数或滑数。治宜清热化湿，凉血调气。方用白头翁汤化裁：白头翁 15g，黄连 12g，黄柏 12g，白芍 20g，槟榔 15g，地榆炭 12g，生地黄炭 15g，丹皮 15g，炙甘草 10g。腹胀加川朴、木香；恶心加半夏、竹茹。

寒湿型：主症为腹痛隐隐，大便稀溏，夹带白色黏液或黏冻，肢倦乏力，舌体胖有齿痕，苔白腻，脉沉迟或迟濡。治宜温中散寒，醒脾化湿。方用理中汤合五苓散化裁：干姜 15g，党参 15g，白术 15g，茯苓 15g，薏苡仁 15g，猪苓 15g，桂枝 15g，甘草 10g。腹痛明显加吴茱萸；黏液量多加芡实、泽泻。

脾肾虚寒型：主症为大便频溏，夹带黏液或五更泄泻。甚者完谷不化，伴有胃寒肢冷，腰膝酸软，性功能减退，舌质淡苔白，脉沉迟。治宜温补脾肾。方用四神丸化裁：补骨脂 15g，吴茱萸 15g，肉豆蔻 15g，五味子 15g，巴戟天 12g，山药 15g，诃子 12g，白术 15g，炙甘草 10g。滑脱不禁加赤石脂、罂粟壳；消化不良加神曲、焦山楂、炒麦芽。

每日 1 剂，水煎服，服药至临床症状消失后，可改为间日 1 剂，巩固疗效两个月，多能彻底治愈。

（中医系七七级一班　郑高峰）

6. 通因通用方治疗慢性泄泻

组成：槟榔 15g，牵牛子 20g，焦山楂 30g，泽泻 12g，车前子 30g，木香 8g，干姜 9g，黄连 6g，太子参 30g，焦术 12g，茯苓 10g，薏苡仁 25g，罂粟壳 9g。

主治：消化不良性腹泻、功能性肠病、结肠炎腹泻等。

加减：气虚加黄芪，阳虚加附子，湿重重用薏苡仁加苍术，滑脱不禁重用罂粟壳加诃子；通利药首重后轻；罂粟壳泻止即停。

（中医系七七级五班　李红霞）

7. 中药治疗慢性结肠炎

莫桑比克盛产腰果，假果是在腰果之下由花托形成的肉质果，又称"梨果"，当地人常榨汁饮用，也可防治肠胃病。我在 1 升果汁中加入蒲公英粉 30g，或车前子粉 30g，或锡类散 20g，每天分 3 ～ 4 次服用，治疗特异性和非特异性炎性结肠病变，特别是改善和缓解慢性肠炎、克罗恩病等症状，收效不错。

（中医系七七级二班　吴越）

（五）痢疾

张锡纯的"燮理汤"与"痢疾"

随着社会的进步，人们卫生水平不断提高，"痢疾"这个古老的病种已经很少见了，但是少见并不等于消失。由于抗生素广泛、大量地使用，本病耐药性也相当的高。儿童及成人一旦不慎染上该病，常规输液加抗生素疗效不理想，患者遭罪。多年来我用张锡纯《医学衷中参西录》里的"燮理汤"治之，无论儿童还是成人，无论急性、慢性，无论用了多少消炎药无效的，均获良效。

组成：生山药 24g，金银花 15g，生杭芍 18g，牛蒡子 6g(炒捣)，甘草 6g，黄连 5g，肉桂 5g（去皮，将药煎至数十沸再入）。

用法：水煎服。儿童 1 剂分 2 天服，成人 1 天 1 剂。

加减：单赤痢加生地榆 6g，单白痢加生姜 6g，血痢加鸦胆子 10 粒（去皮，药汁送服）。

儿童一般 3 剂之内治愈，成人 3 剂以上。为图省事，并未完全按张老先生原方要求，如炒捣、先煎后下等，也很少有加减，效果也很好。

本方支持用免煎颗粒剂。

本方不支持儿童中药灌肠疗法。

（中医系七七级六班　李玉梅）

（六）便秘

1. 益气滋阴润肠汤治疗便秘

组成：黄芪30g，党参12g，炒白术15g，当归15g，白芍15g，柴胡10g，玄参15g，生地黄15g，麦冬15g，大黄6g，厚朴10g，陈皮10g，升麻6g，枳壳12g，甘草10g。

用法：水煎两次，取汁400mL，早晚2次分服，每日1剂。

功用：益气滋阴，润肠通便。

主治：排便次数减少，粪便硬结，量少，排便困难，腹胀，腹痛，食欲缺失。

体会：便秘的形成原因多种多样，如心理因素、肠道运动改变、饮食量少或食物中纤维素和水分不足引起的肠道反射性蠕动减弱或消失，其他疾病引起的排便动力缺乏等，均可以导致肠腑传导失常，食物残渣在肠内停留过久，水分被充分吸收，大便干燥，排出困难。

便秘有虚实之分，本方所治证属气虚肠道推动乏力、阴虚肠道内容物滞涩难行所致者。临床上用于老人、产妇及疾病恢复期或体质虚弱者，以便秘为主要痛苦的便秘证，收效颇佳。方中黄芪、党参、炒白术益气健脾；当归养血活血；柴胡能升提下陷，助参、芪以补中气；玄参、生地黄、麦冬滋阴生津润燥；大黄、厚朴泄热导滞下气；陈皮理气调中；升麻、枳壳升清降浊；白芍、甘草和中缓急。共奏益气滋阴、润肠通便之功。

本方用治便秘，以气阴不足为辨证要点，临床使用时可根据患者情况，在本方的基础上酌情加减。若因全身性的热病、肠道病、肛门病等引起的便秘，应在治疗原发疾病的基础上，酌情使用本方。

（中医系七七级六班　马清钧）

2. 便秘丸治疗习惯性便秘

组成：牵牛子 100g，川芎 50～150g，大黄 100g，上沉香 10～20g，白芍 150g，甘草 50g。

用法：上药粉碎，制成水丸。每次服 6～9g，蜂蜜伴服，每日 1～2 次。

主治：习惯性便秘。

加减：偏气虚者，加西洋参粉 10～20g，开水泡服；偏血虚者，加阿胶粉 10g，开水频频冲服或烊化服用；偏阴虚者，加服六味地黄丸；偏阳虚者，加服金匮肾气丸。

体会：便秘丸初始方的主药选择来源于天津名老中医董国立，1988 年本人在天津中医学院进修期间获此方，此后在临床中根据使用经验又加入三种药物，减少其峻猛之力。经本人 30 余年临床使用，疗效确切。

本方服用方便，一般服 1～2 天即可见效。一料水丸可服用 1.5～3 个月。部分药物依赖性便秘及一些顽固性便秘，服用本方 3～6 个月，便可基本治愈。便秘丸具有作用平和、维持时间长的优点。方中大黄属于含有蒽醌类的泻药，有报道称其可导致大肠黑变病，故用药时间不宜太长。

习惯性便秘是指排除一切器质性因素所引起的便秘。习惯性便秘的治疗方法有很多，防止药物依赖和复发较为关键。本方所治习惯性便秘患者多数服用过中、西药物，有许多属于顽固性便秘，用本方疗效显著，复发率较低，远期疗效较为满意。当今患者大多注意饮食及营养调理，真正气血阴阳不足的虚秘或实秘患者并不多见，临床上往往虚实夹杂，用汤剂辨证治疗也有较好疗效，但不如丸剂方便快捷。

本方用蜂蜜送服，可久服而不伤正气。糖尿病患者不适宜服蜂蜜者，可用米粥伴服，如小米粥、糙米粥、燕麦粥等。服用本方最好在大便正常一段时间后逐渐减量至停用。且通过每天规律作息，每天定时排便，保持良好的心理状态，多吃粗粮、蔬菜、瓜果等含有大量纤维素的食物，增加活动，腹部按摩等，保持大便通畅。

（中医系七七级二班　孙贺营）

3. 活血通滞丸治疗习惯性便秘

组成：党参300g，砂仁300g，杏仁300g，水蛭300g，芦荟600g，青黛300g，牵牛子150g，木香150g。

用法：共为水丸，1次2g，1天1～2次。

主治：因气虚血瘀，肝经瘀热所导致的习惯性便秘，中风早期大便秘结。

体会：本方对于高血压、心脑血管疾病的患者，出现瘀热互见，活动减少而导致的大便不通有效。

（中医系七七级四班　张中兴）

4. 润肠导滞散

组成：胡萝卜2000g（切碎晒干），炒莱菔子45g，当归75g，肉苁蓉90g，熟地黄120g，神曲75g，麦芽60g，槟榔45g，草果仁45g，枳实60g，陈皮60g，芦荟12g。

用法：上药共为细粉。每次 6 ～ 9g，每日 3 次，蜜调服。

功用：滋阴健脾，利气除胀，润肠通便。

主治：饮食不振，脘腹胀满，大便秘结，或习惯性便秘等症。

体会：临床多用，颇有效果，且患者易于接受，服用方便。

（中医系七七级五班　狄丹）

5. 增液汤加味治疗便秘

组成：生地黄 45g，麦冬 50g，玄参 45g，当归 4g，白芍 45g，炒莱菔子 54g，麸炒枳实 10g，白术 120g。

功用：健脾助运，生津润肠。

主治：因脾运无力，津液亏耗而导致的习惯性便秘。

用法：水煎服，每日 1 剂。

体会：本方特点在于重用白术 120g，目的是运脾通便，以白术之运下配增液汤之润下。

（中医系七七级三班　李真）

五、肝胆系病证

（一）胁痛

加味柴疏散治疗肋间神经痛

笔者在临床上多采用柴胡疏肝散加味治疗本病，取得较好疗效。

组成：柴胡 12g，炒白芍 30g，炙甘草 6g，炒枳壳 10g，川芎 9g，香附 9g，青皮 6g，木香 6g，白芥子 9g，郁金 9g，丝瓜络 10g。

用法：水煎服，每日 1 剂，早晚分服。若疼痛较甚还可酌加鸡血藤、虎杖各 15g。

功用：疏肝解郁，理气止痛。

主治：气滞不畅的肋间神经痛。

体会：肋间神经痛临床比较常见，属于神经痛的一种。其表现主要为沿肋间神经支配区域内的一种间歇性或持续性放射性疼痛。可由肋骨外伤、病毒感染、胸腔及乳房手术，以及少数肋间神经纤维瘤等引起。部分患者可在相应髓节的皮肤上出现带状疱疹，系因带状疱疹病毒感染所致。西医多采用消炎镇痛、抗癫痫药物，以及局部神经节封闭治疗等为主，但疗效多不理想，因此求助于中医药者不在少数。

肝经布两胁，肋间神经痛当属肝气失于条达所致，故用柴胡疏肝散为主方以疏肝理气，方虽对症，但总感力不胜任，加上另几味药之后，往往效如桴鼓，同时该方含有芍药甘草汤，可增强缓急止痛之力。"青皮、木香、白芥子"及"香附、郁金、丝瓜络"是治疗肋间神经痛常用的两组药，可延伸至治疗其他部位的神经痛，同样收到良好效果。

（中医系七七级三班　杜玉玲）

（二）瘿病

1. 消瘰丸加味治疗甲状腺肿大、结节

组成：浙贝母 15g，牡蛎 30g，玄参 30g，夏枯草 30g，郁金

15g，三棱 15g，莪术 15g，山慈菇 10g，半枝莲 15g，白花蛇舌草 30g，蜀羊泉 10g，石上柏 15g，猫爪草 30g，黄芪 30g，当归 15g，炒白芥子 10g，淫羊藿 15g，菟丝子 15g。

用法：制水丸，每次 10g，每日 2 次。

功用：化痰软坚，活血行瘀。

主治：痰气瘀结所导致的甲状腺肿大、甲状腺结节。

体会：坚持服用，可以消除或者改善结节。曾治疗一患者，男，45 岁，体检时发现甲状腺肿大，有结节，超声示甲状腺双侧体积增大并实质回声弥漫性改变，双侧甲状腺低回声结节（T1-RADS3 类）。患者服用本方半年后来院，超声示甲状腺实质回声弥漫性改变。

（中医系七七级三班　李真）

2. 银柴瘿痛汤治疗亚急性甲状腺炎

组成：金银花 15g，连翘 20g，淡竹叶 10g，荆芥 10g，牛蒡子 10g，柴胡 12g，黄芩 12g，清半夏 9g，赤芍 20g，延胡索 20g，夏枯草 30g，生甘草 15g。

功用：清热解毒，疏肝散结，通络止痛。

主治：亚急性甲状腺炎。

加减：热毒盛者，加蒲公英 30g，贯众 30g；舌苔黄腻者，加土茯苓 30g，陈皮 12g；甲状腺肿大有结节者，加浙贝母 15g；伴心悸烦躁者，加栀子 12g；舌苔花剥者，减半夏，加玄参 15g。

注意事项：本方不宜久煎；治疗期间忌食辛辣刺激、烈酒及肥甘之品，须防受凉感冒，以免病情反复。

体会：亚急性甲状腺炎，病因不完全清楚，一般认为与病毒感染有关。起病急，典型表现为发热、恶寒，全身不适，甲状腺部位疼痛向下颌、颈部、耳部放射，咀嚼或吞咽时疼痛加剧。甲状腺轻度肿大，有明显压痛。部分病人出现心悸、手抖、多汗等甲状腺毒症表现。本病虽有一定自限性，但治疗过程需数周到数月，抗生素治疗无效。糖皮质激素是西医治疗本病的首选药物，可使发热与疼痛很快缓解，但副作用多，患者顾虑大、依从性差。

中医称本病为"瘿痛"。多发生于外感之后，甲状腺局部疼痛为其临床特点，常伴发热，多在午后至夜间加重，清晨减轻或可自行退热，有往来寒热之特点。病因为外感风温、风热之邪，内有情志失调、饮食不节，致肝胃郁热，痰浊上扰，内外合邪而发病，病机为热毒炽盛，气机郁滞，痰瘀凝聚。故本方以银翘散化裁为基本方清解上焦热毒，合小柴胡汤疏散少阳风热，加栀子疏肝泻火，加赤芍、延胡索活瘀通络止痛，重用夏枯草清热散结消瘿，浙贝母消痰散结，生甘草解毒。诸药合用，清热解毒，消瘿止痛。临床疗效显著，患者依从性好，接受度高。

（中医系七七级三班　卢依平）

六、肾系病证

（一）水肿

1. 加减六合汤治疗难治性肾病综合征

组成：知母10g，黄柏10g，生地黄24g，山茱萸12g，山药12g，茯苓10g，泽泻10g，丹皮10g，制龟甲10g，女贞子15g，旱莲草 15g，金樱子 10g，芡实 10g，当归 10g，赤芍 10g，丹参 10g，蝉蜕 10g，僵蚕 10g，炙甘草 6g。

用法：水煎服，1 日 1 剂，6 剂为 1 个疗程。

功用：滋阴清热，利水活血。

主治：难治性肾病综合征，大剂量应用激素，蛋白尿、血尿持续不消，血压、血糖增高，骨坏死、高脂血症、心性肥胖、满月脸、痤疮、多毛、痤疮、水牛背等，伴有相火旺盛、潮热盗汗、口干咽痛、头晕耳鸣等。

加减：瘀血重，加水蛭、川芎；蛋白尿持续不消，加桑螵蛸、菟丝子、补骨脂；血尿不退，加小蓟、茜草、炒蒲黄。

体会：此方为知柏地黄汤、大补阴丸、二至丸、水陆二仙丹、四物汤、升降散六个方剂加减合用而成，故称加减六合汤，是笔者在长期治疗肾病的临床实践中摸索总结而成，也是笔者在治疗肾病中应用最多的方剂之一，疗效确切。

（中医系七七级二班　王建军）

2. 加味五苓散治疗老年人双下肢浮肿

组成：黄芪 30g，当归 30g，白术 15g，云苓 15g，桂枝 15g，甘草 5g，川芎 15g，鸡血藤 30g，泽泻 30g，猪苓 15g，赤芍 15g，白芍 15g，淫羊藿 15g，杜仲 15g，川断 15g，川牛膝 15g，怀牛膝 15g，地龙 15g。

功用：补气益肾，化气行水，活血通络。

主治：中老年人双下肢浮肿（排除心性、肾性、肝性水肿）。

加减：阳虚加制附子 15 ～ 30g；下肢静脉栓塞加水蛭粉 5g

（冲服），土鳖虫 15g。

（中医系七七级五班　王翠萍）

（二）淋证

1. 活血理气止痛方治疗男性慢性盆腔疼痛综合征

组成：陈皮 15g，茯苓 15g，土茯苓 30g，虎杖 10g，薏苡仁 30g，王不留行 10g，橘核 20g，延胡索 15g，乌药 10g，小茴香 6g，川芎 12g，香附 15g，甘草 10g。

用法：水煎服，1 日 1 剂。

功用：清热利湿，理气止痛。

主治：湿热下注、血脉瘀阻所致的青壮年男性慢性盆腔疼痛综合征。

加减：上方为基本方，可以根据病情加减变化，舌质淡伴乏力者减虎杖，加黄芪 15g，当归 10g；下腹部坠胀明显者加柴胡 6g，升麻 6g；伴大便质稀者，减虎杖，加白术 15g；伴尿不尽者，加车前子 15g，草薢 15g。

体会：慢性盆腔疼痛综合征是 III 型前列腺炎其中的一种表现，是青壮年男性的常见病，多发病之一，属于中医学"淋证""疼痛"范畴。

临床常表现为患者会阴部、睾丸、腹股沟处及下腹部的坠胀疼痛，性质多呈间歇性发作，症状诱因多见于饮酒、恣食辛辣食物，以及性生活不规律，长期焦虑和久坐、久站，气候天气变化时。

对于慢性盆腔疼痛综合征，目前临床上暂无特异性检查，根据临床症状，在排除其他疾病后，方可考虑本病。常见疾病的鉴别，可通过 B 超排除精索静脉曲张、睾丸炎以及附睾炎、精囊炎等。

中医学认为该病多由湿热下注、血脉瘀阻所致，笔者据长期临床经验文献参考以及大量患者反馈，反复锤炼，创立了活血理气方来治疗本病，在临床中获得较好疗效。

（中医系七七级三班　李郑生）

2. 泌尿系感染方

组成：黄芪 30g，刘寄奴 24g，萆薢 15g，石菖蒲 15g，益智仁 15g，乌药 15g，王不留行 15g，血余炭 10g，琥珀 6g，沉香 3g，白花蛇舌草 30g。

用法：肾阳虚者，加淫羊藿、鹿角霜、巴戟天，以温补肾阳；精不足者，加山萸肉、怀山药、熟地黄，以补肾益精；瘀阻甚者，加桂枝、牡丹皮，以和营通瘀；下焦湿热，合二妙散，加赤芍，败酱草泄瘀化浊。

功用：温阳化气利水，分清泌浊。

主治：前列腺肥大，泌尿系感染。

体会：本方由萆薢分清饮化裁而来。前列腺肥大多见于中老年。此类患者，多阴阳俱损，肾气又衰，气化不行，瘀浊潴留。方以分清饮温肾利水，分清化浊。加黄芪对刘寄奴以益气化瘀；配琥珀、血余炭化瘀通淋；加沉香助乌药以行下焦滞气；再以王不留行开膀胱气闭合，共奏温阳化气利水、分清化浊之功。

（中医系七七级四班　秦克枫）

3. 清心莲子饮治疗非感染性尿道综合征

组成：莲子肉 30g，黄芩 15g，党参 15g，麦冬 15g，黄芪 30g，茯苓 15g，地骨皮 15g，车前子 15g，甘草 5g。

用法：水煎服，1 日 1 剂。

功用：益气养阴，清心益肾，利湿清热。

主治：尿频，尿急，尿痛或排尿不适，小腹坠胀（多见于中老年女性），尿常规检查正常，使用抗生素治疗无效者。

加减：肾阴虚加女贞子、旱莲草；肾阳虚加淫羊藿、巴戟天；肝气不舒加柴胡、白芍；失眠加炒酸枣仁、夜交藤、炙远志；气虚血瘀加牛膝、丹参、瞿麦。

体会：非感染性尿道综合征属于无菌性炎症，抗生素治疗效果不明显，激素类消炎药不宜长期使用，且效果不确定，采用中药治疗疗效明显，且远期疗效更好，无明显毒副作用，值得推广。

（中医系七七级五班　王翠萍）

4. 单味香附治疗急性膀胱炎

组成：香附 30g。

用法：加水 300mL，煎至 200mL。1 剂煎 2 次，两煎兑匀，1 次顿服。

本法源于民间，原法为取鲜品 8～10 枚，洗净去须、皮，1 次嚼服，每日 2～4 次。笔者改用干品大剂煎服，疗效尤佳。

主治：急性膀胱炎。

体会：《本草纲目》载用本品配伍陈皮、赤茯苓能治"小便血淋"，推测香附可能具有抗菌消炎作用。治疗有效，停药两周后，应做尿液细菌培养，以了解有无复发。复发者，重复使用本品仍有效。本品于复杂性急性膀胱炎（有尿路梗阻、结石、肿瘤，女性生殖系统疾病，前列腺肥大和炎症等易感染因素者）的疗效欠佳。

曾治疗陈某，男，28岁，农民。2小时前突然尿急、尿频、尿痛，伴小腹疼痛及压痛，尿常规提示白细胞（＋＋），红细胞（＋）。8小时后症状明显好转。当日再如法服2剂。4小时后症状全消，尿常规正常。在此期间多饮水，以保证白天每2～3小时排尿1次，夜间共排尿1～2次。随访3个月无复发。

用此方至撰文时共治疗98例，其中男26例，女72例，年龄最小19岁，最大58岁，21～35岁占78例，病程最短1小时，最长3小时。服药后92例在3日内尿痛、尿频、尿急等症状消除，尿常规正常，随访1个月内未复发。使用本品一般不宜超过3天。6例在3天内效果不佳，改换他法治疗。

（中医系七七级一班　严强）

5. 三金消石汤治疗肾结石

组成：金钱草15～30g，海金沙15～30g，鸡内金15～30g，萹蓄12～15g，瞿麦12～15g，车前子30g（包煎），白芍9～15g，延胡索15g，滑石粉30g，生大黄6～12g，枳实9～15g，生地黄15～30g，茜草6～12g，焦三仙各15～30g，生甘草9～15g。

用法：上药每日1剂，将药物置于瓦罐内，注入凉开水（水漫过药物约一指深）浸泡不低于40分钟后，武火煎至水沸腾，改文火煎煮半小时，大约煎至药液500mL，将药液以纱布滤出；

其后将药渣再加凉水 500 ～ 600mL，如上法水煎，至留药液约 300mL，将两次药液掺和在一起，取一半服之，留一半冷藏，半日后加温服用。治疗肾脏及泌尿系结石时，一定要大量饮水，每日饮水在 3000mL 以上，较小结石有可能受大量尿液的推送、冲洗而排出，尿液增多还有助于感染的控制。而且要适当增加跳跃式活动，促进结石的排出。同时要调整饮食。草酸钙结石患者，应避免高草酸饮食，限制菠菜、甜菜、番茄、果仁、可可、巧克力等食物的摄入。对特发性高钙尿患者应限制钙摄入。要适当低盐饮食，控制钠摄入。高尿酸者要吃低嘌呤饮食，避免吃动物内脏，少食鱼和咖啡等。

功用： 清热利湿，凉血止血，理气止痛。

主治： 湿热蕴集血热导致的肾及泌尿系结石。由于泌尿系统任何部位均可发生结石，但常始发于肾，肾结石形成时多位于肾盂或肾盏，可排入输尿管和膀胱。所以三金消石汤可用于肾盂结石、肾盏结石、肾实质结石、输尿管结石、膀胱结石等肾及泌尿系统结石的治疗。

加减： 如果小便血尿严重者，加白茅根 30g，生地榆 30g，大蓟 30g；生甘草不仅能调和诸药，在泌尿系感染，湿热旺盛的情况下，重用生甘草和车前草有很好的疗效；因结石伴有腰痛或放射性腰痛时，加川牛膝 30g，乌药 15g，香附 15g，重用白芍、延胡索。

体会： 本方是笔者多年治疗肾及泌尿系结石总结的基本处方，方中金钱草、海金沙、车前子、滑石粉清热利湿，促进湿热及结石的排泄；萹蓄、瞿麦祛湿以减少湿热集聚，预防结石产生；鸡内金、焦三仙健脾消食祛湿，预防湿邪化生成石，化石的作用明显，而且对长期服用清热药物造成的脾胃损伤有良好的修复作用；生大黄、枳实祛湿热积滞，能促进结石的排出；白芍、延胡索理气活血，缓解因结石刺激引起的疼痛；生地黄、茜草养阴凉血，防止热邪伤阴，凉血止血。

本方对大多数直径在 1cm 以内的结石，都有较好的化石及排石作用。如果结石超过 1cm，常常建议患者先进行体外碎石，然后服用该方药化石排石。如果出现肾绞痛时，有必要酌情给以解痉剂对症治疗。

肾结石是钙、草酸、尿酸、胱氨酸等晶体物质在肾脏的异常聚积所致，为泌尿系统的常见病、多发病。常因结石堵塞引起肾绞痛、肾衰竭而危及生命。而且由于人们生活习惯的改变，其发病率和发病范围日趋增加，故应当及早预防和治疗。

（中医系七七级六班　申志强）

6. 芪归四金排石汤治疗泌尿系结石

组成：生黄芪 30g，当归 10g，金钱草 30g，海金沙 30g，郁金 30g，鸡内金 12g，薏苡仁 30g，泽泻 15g，木通 6g，生蒲黄 10g。

用法：上方每日 1 剂，水煎分 2 次服，每次服药量最少 500mL。并嘱患者用白茅根适量水煎代茶饮，让患者活动量增大，年轻者应多做跳跃活动。

功用：益气生血，利尿通淋之用，攻补兼施，因势利导，促进结石排出。

主治：泌尿系结石。

加减：若腰酸者加杜仲 30g，狗脊 15g；肾阴虚者加旱莲草

15g，女贞子 15g；肾阳虚者加淫羊藿 15g，菟丝子 30g；气虚者黄芪增至 60g，再加党参 15g，尿血明显者加黑大黄 10g。

体会：泌尿系结石属于中医学石淋、血淋范围。近年来，对此病治疗方法不少，有的用活血化瘀法，有的用益气温肾法，还有的单用清热通淋法，疗效都比较满意。而笔者用益气生血，利尿通淋之法，治疗此病也比较满意。我想此法也是治疗泌尿结石，提高治愈率的一条重要途径。

芪归四金排石汤是笔者的临床经验方。其中生黄芪、当归为当归补血汤，有益气生血之功，单用生黄芪有利尿托毒外出之用，故一者防攻伐伤正，二者助正气推动结石下移；金钱草、海金沙、鸡内金、郁金合用有消积散结、通关达窍之效；薏苡仁、泽泻、木通、蒲黄合用有清热利尿、通淋行血之功，利于结石随尿液下行。

笔者在临床中探索，认为方中生黄芪、金钱草、海金沙、郁金用量最少要达到 30g，煎取药液量每次最少为 500mL，药后加服的茅根煎水代茶饮，并做适当的跳跃运动，可增加输尿管的蠕动频率，以冲刷、推荡和松动结石，使结石下行而排出，故疗效较好。

曾用本方治疗泌尿系结石 38 例，治愈 32 例，占 84.2%；有效 4 例，占 10.5%；无效 2 例，占 5.3%.治愈病例中，肾结石 18 例，输尿管结石 11 例，膀胱结石 3 例。32 例痊愈患者中，用药最少者 1 剂，最多者 48 剂。其中 3 ～ 15 剂患者 22 例，16 ～ 30 剂患者 8 例。排结石中，最大患者为长 1.9cm，横径 1.1cm，最小如米粒、沙粒大小。笔者见患者排出的结石 16 块。

（中医系七七级五班　陈爱芝）

7. 排石汤

组成：金钱草 30g，车前草 30g，白茅根 40g，海金沙 20g，浮海石 20g，石韦 15g，延胡索 20g，乌药 12g，白芍 30g，甘草 9g。

用法：上药加水 1500mL，浸泡 1 小时，武火煎沸，改小火煎 40 分钟，取汁 600mL，作茶饮。

功用：清热解毒，通淋排石。

主治：泌尿系结石。

体会：方中金钱草清热利湿，通淋排石，利尿消肿；海金沙性寒，味淡，入小肠、膀胱经，其性下降，善清小肠、膀胱之湿热，清热解毒，利尿通淋；车前草利尿通淋，清热解毒；白茅根清热凉血，导热下行，利尿；石韦入肺、膀胱经，清肺热，利膀胱湿热，利尿通淋；海浮石散结消石，通利水道；延胡索具有止痛、活血利气的功效。李时珍在《本草纲目》中归纳延胡索有"活血，利气，止痛，通小便"四大功效；乌药行气止痛；白芍与甘草合用解痉止痛。本方中运用多味清热解毒、通淋排石的药物，意取功专力宏，推动结石排出，结合延胡索、乌药、白芍解痉止痛，一张一弛有利于结石的排出。

本方在临床应用中屡用屡效。一邻居夜间发病，疼痛难忍，准备第二天手术，家属心有不甘心，电话求助，告知方子，夜间取药煎服，1 剂疼痛止，3 剂结石排出。

（中医系七七级五班　张照兰）

（三）癃闭

癃闭汤治疗前列腺增生

组成：淫羊藿30g，威灵仙30g，楮实子30g，鸡内金15g，生蒲黄15g，麻黄10g，羌活10g，独活10g。

用法：每日1剂，水煎服。

功用：益肾化瘀散结，宣肺开癃利尿。

主治：癃闭病（前列腺增生）。症见小便不利，尿等待、尿余沥、尿频、小腹撑胀，甚则小便点滴不下，会阴胀痛等。

加减：气虚加黄芪、党参；小便热痛加蒲公英、琥珀、粉通草；小腹胀痛加乌药、小茴香；腰痛加杜仲、川续断；瘀血阻络加制乳香、怀牛膝、两头尖。

注意事项：服药期间忌饮酒，忌食辛辣刺激物。

（中医系七七级一班　谢轶哲）

（四）阳痿

1. 祛湿化瘀起痿方治疗男性勃起功能障碍

组成：陈皮12g，茯苓15g，石菖蒲12g，郁金12g，枳实12g，蜈蚣2条，桃仁6g，红花6g，川芎10g，薏苡仁15g，茵陈15g，车前子15g，杜仲15g，路路通10g，甘草10g。

用法：水煎服，1日1剂。

功用：清热利湿，活血化瘀。

主治：勃起功能障碍，阴囊潮湿，瘙痒，心烦，口苦，胸胁胀痛，食欲不振，大便黏滞，小便短赤，舌质红，苔黄腻，脉弦滑。

加减：大便质稀者，易枳实为枳壳，加白术；头痛不昏沉者减石菖蒲；大便偏干者，加厚朴、大黄，伴有乏力者加黄芪；体质壮实，舌苔黄燥者，减红花、桃仁、路路通，加三棱、莪术；肝气不舒，烦躁者减郁金、石菖蒲，加香附、蒺藜。

体会：男性勃起功能障碍（ED）是男科常见的性功能障碍之一，指患者在行房时阴茎持续或反复地不能获得或维持足够的硬度以进行性交的疾病。中医学亦称为"阳痿""筋萎""不起"等。

最新流行病学数据显示 ED 在我国具有较高的患病率，据统计，我国城市医院门诊就诊的 ED 患者中，30 ～ 50 岁的 ED 患者占 60% 以上，中度和重度的 ED 患者分别占 42.9% 和 29.9%。ED 的患病率随年龄增加而升高，也与患者的精神状态、生活环境、社会关系、心理等存在一定关系。

勃起功能障碍一般分为功能性和器质性以及混合性。功能性 ED：精神心理因素是导致功能性 ED 的主要病因，常见原因有性知识缺乏，家庭夫妻关系不和谐，不健康的性信息、性行为的影响，对方性功能障碍，过度疲劳、情绪压抑，性生活环境不理想等。器质性 ED：常见有内分泌异常、代谢性疾病、血管性疾病、神经性疾病以及药物性病因等。混合型 ED：常见患者患有高血压、糖尿病、心脑血管疾病、外伤、手术等原发疾病，由精神心理、药物、生活方式及社会环境等因素通过不同或共同的途径致病。

ED 的诊断主要依据患者主诉，患者阴茎不能勃起或勃起不坚，不能完成正常性生活且持续 3 个月以上者，但具有明显致病原因者不限于此时间，如外伤、手术等。获得客观而准确的病史也是该病诊断的关键，同时需要一系列查体和必要的相关检查。现代仪器诊断主要通过激素测定、神经系统检查、阴茎夜间勃起实验及阴茎动静脉血管检查等。

中医学认为勃起功能障碍多责之于"肾虚"，然而根据医者临床经验，临床 ED 患者多以湿热、瘀血居多，尤其在门诊青中年 ED 患者中，此类型患者约占 70％以上。本篇即是据医者对辨证为湿热、瘀血的患者的治疗经验总结而来。

（中医系七七级三班　李郑生）

2. 自拟男科一号方治疗阳痿

组成：柴胡 12g，当归 15g，白芍 15g，丁香 3g，熟地黄 24g，山茱萸 15g，巴戟天 15g，淫羊藿 15g，远志 12g，肉苁蓉 15g，丹参 15g，三七 3g，蜂房 10g，蜈蚣 3g，九香虫 10g，蛇床子 10g，首乌藤 15g，合欢皮 15g。

用法：1 日 1 剂，水煎分早、晚温服，或用免煎颗粒，效果更佳，更经济方便。根据患者舌苔、脉象及其兼症变化灵活加减，方可事半而功倍。

体会：阳痿亦称勃起功能障碍，是男科常见病，亦是疑难之症。在临床中以心因性者居多（约占 90％以上），而器质性较为少见。以往以肾虚立论，误区较多，疗效受限。笔者认为，肝主宗筋，其脉循胁绕阴器，加之本病患者多有不可言状之苦，心理压力较大，因郁致瘀者较多，在临床中以肝郁肾虚兼瘀者多见。笔者自拟男科一号方为基础治疗本病，取得了较好效果。

（中医系七七级五班　刘忠信）

（五）精子异常

1. 生精 1 号治疗不育症

组成：党参 15g，熟地黄 15g，山药 15g，酒山萸肉 15g，淫羊藿 20g，桑椹 20g，枸杞子 20g，蛇床子 9～15g，五味子 18g，酒肉苁蓉 20g，当归 15g，川芎 12g，白蒺藜 20g，蜂房 12g。

用法：从女方月经第一天起，男方开始服用本方，1 日 1 剂，水煎服，直至女方排卵日为止，男女交媾种子，1 个周期未孕，再行第 2 个周期。

主治：少精子及精子活力低下者。

注意事项：精液不液化者禁用。

（中医系七七级六班　邹蕴珏）

2. 消抗汤治疗男女抗精子抗体阳性等免疫病

组成：柴胡 10g，醋香附 10g，合欢皮 10g，黄芪 10g，当归 10g，熟地黄 10g，生何首乌 10g，炒白芍 10g，生薏苡仁 15g，黄芩 10g，徐长卿 10g，丹参 20g，青蒿 10g，秦艽 12g，金钱草 15g，生甘草 6g。

用法：每日 1 剂，水煎，分早、晚两次饭后服。

功用：益气养血补肾，疏肝解郁安神，祛浊清热解毒。

主治：男女不孕不育症抗精子抗体阳性者及多种体液免疫亢进者之病症。

加减：若服药腹泻可加焦山楂、炒白术、砂仁。

体会：治疗两到三个月复查相关抗体，多数 3 个月转阴。要求女方治疗期间不接触精液，月经期间暂停药。本方是为男、女不孕、不育症患者抗精子抗体阳性所设。此类患者多见于原因不明的婚久不育，盼子心切，情绪压抑，房事过度，以致气血瘀滞，精血暗耗，虚热内生，蕴浊酿毒。方中柴胡、香附、合欢皮疏肝理气解郁安神；黄芪、当归、熟地黄、白芍益气养血补肾强精；丹参凉血活血养血；徐长卿、黄芩、青蒿、秦艽清祛虚热；金钱草、生薏苡仁祛湿化浊；生何首乌滋阴解毒；生甘草调和诸药。诸药合用，解郁安神，调理气血，滋阴清热，化浊解毒并能调节免疫机制。清除过多的不孕不育抗体，抑制新的抗体产生，修复亢进的体液免疫反应所造成的组织损伤，增强细胞免疫功能。如此邪祛正安，气血和畅，精气旺盛，则有孕育之机会。

本方虽为抗精子抗体阳性所设，但对多种自身免疫抗体有拮抗作用，如对抗卵巢抗体、抗透明带抗体、抗子宫内膜抗体、抗心磷脂抗体、抗滋养层细胞抗体、抗 HCG 抗体等均有效。若能辨病结合辨证加减效果更好。此外对类风湿病、肾小球肾炎、狼疮、桥本病、过敏性紫癜也有良效。

20 多年前，曾有一离休干部，患过敏性紫癜 3 年，自带外院处方在我门诊让我替他抄方取药达半年之久无效，乃改用上方加减，治疗半月后紫癜消退，后继巩固治疗 3 个月，未再复发。我也常用来治疗儿童过敏性紫癜，药量可根据体重减至成人量的 1/4 或 1/2。

治疗桥本病，可使相关抗体下降，但很难转阴。

治疗抗卵巢抗体所引起的月经后错、卵巢早衰，也可用于推迟绝经。顾名思义，抗卵巢抗体抗卵巢，损害卵巢的正常生理功能，导致卵巢功能减退，月经后错，甚至闭经（卵巢早衰）。女性七七四十九岁前后之所以绝经，中医认为肾气衰，天癸竭。我认为除此之外，可能随着年龄的增长，人体更容易发生自身免疫功能紊乱，产生抗卵巢抗体并逐渐增多，以致断经。本人在临床上凡见月经后错、多囊卵巢综合征、卵巢早衰、绝经前月经紊乱，查抗卵巢抗体阳性率极高，所以这些患者治疗的关键是消除抗卵巢抗体，既辨病又辨证，宗本方加减施治效果较好，尤其对女孩预防婚后不孕具有积极意义。

心磷脂存在于血管内皮、血小板表面等，自身免疫功能紊乱产生抗心磷脂抗体与之结合，势必影响心磷脂功能的发挥，造成免疫性血管炎或诱发血小板凝聚，引起血管硬化或血栓形成。在孕妇则容易出现胎盘血栓形成而引起胎儿发育迟缓甚至死亡、流产。妊娠高血压也与之有关。消除抗心磷脂抗体对预防流产有积极意义。对抗心磷脂抗体阳性的高血压患者用本方加减协治月余则血压开始趋于稳定。

方中薏苡仁属妊娠禁忌药，遇有孕妇单喝薏苡仁粥引起流产的病例。薏苡仁提取物作为抗癌剂，其药瓶接水浇花则花不长，其致流产除利水滑胎作用外尚可能对胚胎有直接毒性。该药对亢进的体液免疫抗体有较好的抑制作用，孕前可用，建议计划怀孕之前半个月开始停用。

（中医系七七级六班　徐吉祥）

3. 男科二号方治疗弱精死精症

组成：狗脊 15g，熟地黄 24g，山茱萸 15g，巴戟天 15g，仙茅 10g，淫羊藿 15g，菟丝子 15g，枸杞子 15g，覆盆子 15g，蛇床子 15g，韭菜子 15g，紫河车 6g，土茯苓 15g，白花蛇舌草

15g，蒲公英 15g，紫花地丁 15g，天冬 15g，金樱子 15g。

用法：日 1 剂，水煎分早、晚温服。

加减：死精多，蒲公英、地丁量加至各 30g，液化差（必查前列腺液常规）加水蛭 3 ～ 6g。

功用：补肾生精，清浊祛毒。

主治：神经亏损，浊毒瘀阻所致的弱精、死精引起的不育症。

体会：治疗过程中不可忽视患者舌苔、脉象及兼症变化，以便随症加减才可获得良佳效果。不育症在男科临床中是常见病，尤以弱精及死精症者多见，究其原因较为复杂，且又多与不良生活习惯（饮酒抽烟）、环境污染、食品果蔬因素（滥用添加剂、激素）及各种电器如电脑、手机辐射有关，中医称之为湿热毒邪，所以临床辨证中应加以考虑，笔者认为以肾虚湿热者多见，其中又不乏诸多无症可辨者，所以治疗本病要辨证与辨病相结合，以顾精生。经多年临证，用补肾生精、清浊祛毒之法取得了较好效果。

（中医系七七级五班　刘忠信）

（六）思尿症

1. "思尿方" 治疗见水思尿症

组成：仙茅 10g，淫羊藿 30g，鹿角霜 30g，巴戟天 15g，山药 15g，乌药 10g，益智仁 30g，菟丝子 15g，沙苑子 30g，枸杞子 15g，沉香 3g，熟地黄 24g，山茱萸 15g，桑螵蛸 12g。

用法：日 1 剂，水煎分早晚温服。临证中注意舌苔、脉象及兼症变化，本方加减常可获效。

功用：温补肾气，助肾封藏。

主治：因肾气不固，膀胱开合失司而导致的见水思尿症。

体会：见水思尿症，即见水、洗手或听见水响声即可产生尿意或尿不可自禁，多见于中老年患者，年轻患者亦可偶见。笔者认为本病多由肾气不固，膀胱开合失司所致。治疗本着肾司二便之理，温补肾气，以助封藏，恢复膀胱开合功能。

（中医系七七级五班　刘忠信）

2. "二仙缩泉丸"治疗闻（见）水思尿症

组成：淫羊藿 30g，肉苁蓉 15g，巴戟天 12g，炒山药 30g，枸杞子 30g，益智仁 10g，乌药 10g，仙茅 10g，金樱子 10g，菟丝子 15g，覆盆子 10g，甘草 6g。

用法：日 1 剂，水煎服。6 剂为 1 个疗程，间隔 1 日。一般用药 2～3 个疗程即可显效或治愈。

功用：益火温阳，缩尿止遗。

主治：用于听到流水声或接触（冷）水即生尿意，或小便失禁尿裤子。多有畏寒肢冷兼症。

体会：闻水思尿症为中医病名，属少见病证，可见于老年人、中老年妇女和前列腺术后患者。尚无准确对应之西医病名，与尿失禁症部分症状类似。中医辨证为肾阳亏虚、下元失司。1980 年《中医杂志》第四期曾登载邱友文"二仙汤合缩泉丸治愈见水思尿症 1 例"。临床遇见数例此病，借鉴该方加减治疗，效果明显，遂名"二仙缩泉丸"。今录此以供借鉴。

（中医系七七级五班　任汉阳）

（七）肾移植

白虎汤加减治疗肾移植术后感染高热

组成： 生石膏加大量至 120g（先煎），知母 15g，甘草 6g，粳米 1 撮，红枣 3 枚。

用法： 每日 1 剂，水煎 500mL，分 4～5 次温服，每次 100mL 左右。

功用： 清热生津退烧。

主治： 高热无汗或少汗、烦渴、舌红、苔黄厚腻、脉数或细数。或寒战，或胸闷，干咳少痰；或乏力，动辄心慌气促；或腹胀腹痛，纳差，大便干结；或移植肾区疼痛，尿急尿痛。

加减： 大热、口渴、舌红、苔黄、脉数加黄芩 10g，黄连 6g，栀子 10g，龙胆草 10g，清热解毒；干咳少痰，胸闷加桔梗 10g，陈皮 10g，川贝母 10g，紫菀 10g，款冬花 10g 等，宣肺止嗽；烦渴引饮，动辄心慌气促，加黄芪 30g，麦冬 20g，天花粉 20g，生津止渴，辅助正气；兼阳明腑实，见腹胀、大便秘结，加大黄 10g（后下），莱菔子 10g，泄热攻积；小便短赤者，加黄柏 10g，白茅根 10g，车前子 10g，通热淋；若气血两燔，引动肝风，见神昏谵语、抽搐者，酌加羚羊角或水牛角以凉肝息风。

体会： 根据 20 年追踪观察 10 余例患者证实，白虎汤加减在肾移植术后感染高热中的应用行之有效。肾移植术后，尤其是术后 3 个月内，因患者大量使用免疫抑制剂（如环孢素、他克莫司、吗替麦考酚酯、硫唑嘌呤、泼尼松等）抗移植肾排斥，尤其是吗替麦考酚酯、硫唑嘌呤等细胞毒药的大量应用，导致了机体免疫功能极度低下，使巨细胞病毒（CMV）极易侵犯肺间质细胞，产生炎症反应综合征；也可因免疫力低下，出现急性白细胞减少症；也可因术后留置尿管，局部清洁不及时，尿道口污染；或因移植输尿管短，吻合口抗反流差，细菌上行感染，导致急性泌尿系感染；也可因术后引流管阻塞或局部渗出较多，导致移植肾周积液量大，日久感染积脓。以上情况处理不当，易引起血流感染（菌血症、败血症），严重者出现感染性休克，急性呼吸窘迫综合征、呼吸衰竭，危及生命。

肾移植术后，因免疫功能低下，细菌、病毒易于侵犯全身各个部位导致感染，出现全身炎症反应综合征。以往临床治疗多采用西药抗生素，但收效甚微，对严重感染往往控制不住，易发展成为败血症、呼吸衰竭等。及时应用中药白虎汤加减治疗后，体温得以控制，机体抵抗力得以增强，扶助了正气，祛除了浊气，给抗生素的应用提供了一个良好的内部环境，使得西药抗感染力量得以充分发挥。中医外感病学、现代感染病学两者都是研究感染—炎症—发热这一主题的，两者在发生发展中所产生的证与病理状态有相融性，名为"证态"，即中医外感病学中的阳明病。气分证与现代感染病学中的感染急性期同属一个证态，都有壮热（高热）、脉数（心率90～100次/分以上）等临床表现。而白虎汤所治的气分证中的阳明热证即符合 SIRS 的诊断标准。治疗感染高热时，首先根据移植肾患者血常规、尿常规、肾功能、血药浓度等检查，对细胞毒药（吗替麦考酚脂或硫唑嘌呤）进行减量或停用，避免免疫抑制过度，加重感染。

治疗中我们体会到虽然有肺、血液、尿路等发病部位之不同，但均出现高热症状，临床应用白虎汤除烦热，配合其他药物加减，灵活治疗几种证候群，最终达到了异病同治的目的。同时还体会到，用中药治疗急症感染高热，要掌握发病时机，要做到早发现，早治疗。当出现感染性休克，严重缺氧、急性呼吸窘迫综合征、呼吸衰竭时，还需要辅助给予激素、连续性床旁血液净化（CBP）或呼吸机等治疗手段。另外，肾移植术后及时监测各项实验室指标，及时调整免疫抑制剂用量，可避免急性肾衰竭等严重并发症的发生，对临床有指导意义。总之，肾移植术后感染高热，应用传统中医经方加减，并发扬创新，采取中西医结合的方法进行治疗，是提高肾移植术后移植肾存活，减少患者死亡的有效手段。

（中医系七七级一班　陈夏）

七、气血津液病证

（一）郁证

1. 血府逐瘀汤治疗顽固性郁证及久郁所致痴呆

组成：桃仁 12g，红花 10g，当归 10g，生地黄 12g，牛膝 10g，川芎 10g，桔梗 10g，赤芍 15g，枳壳 10g，甘草 6g，柴胡 10g。

用法：水煎服，每日 1 剂，分两次温服。

功用：理气活血化瘀。

主治：顽固性郁证及久郁成呆，伴有舌质暗红等血瘀症状者。

加减：若痰阻闭窍，加菖蒲、制远志；若脾、肾气虚明显者，加黄芪、炒白术、菟丝子、金樱子，改生地黄为熟地黄。

体会：郁证是临床常见病证。初为医时，以逍遥散、柴胡疏肝散治之，多有疗效，但也有症稍缓而证不消者，审之，多为中年以上患者，且有气滞而致血瘀之象，遂以血府逐瘀汤治之，疗效颇好。近年，老龄化患者渐多，一些痴呆患者也多有长期郁证，便以血府逐瘀汤治之，疗效亦佳。

（中医系七七级二班　叶书敏）

2. 中药缓解抑郁状态

组成：细叶桉、迷迭香、薰衣草、女贞子各15g。

用法：水煎服，每日1剂。

主治：焦虑、忧郁及神经症状。

体会：以金鸡纳闻名的秘鲁，有玛卡（Maca）猫爪藤、印加果等许多野生草药。由于海拔因素，人们常有心神不安、心悸失眠，头痛及神经痛。以本方煎剂，用来缓解焦虑、忧郁及神经症状，效果明显，受到当地人的赞许。

（中医系七七级二班　吴越）

（二）血证

1. 三叶三草三根汤治疗血尿

组成：淡竹叶10g，侧柏叶10g，大青叶10g，金钱草30g，仙鹤草30g，车前草30g，白茅根30g，苎麻根30g，茜草根30g。

用法：水煎服，每日1剂，1个月1个疗程。

功用：凉血止血。

主治：急慢性肾盂肾炎、膀胱炎、尿道炎、泌尿系霉菌感染等病症，其炎症控制后，或无明显伴随症状而尿检持续血尿。

加减：小便不利加瞿麦、泽兰；尿频加桑螵蛸、益智仁；阴虚加生地黄、麦冬；气虚加党参、黄芪；病久血瘀加三七、蒲黄。

体会：此时不宜长期使用抗生素及止血西药治疗，而服用中药既不见明显副作用，又有较好效果。

血尿是常见的泌尿系统症状。原因有泌尿系炎症、结核、结石或肿瘤、外伤、药物等，对机体影响甚为悬殊。轻者仅镜下发现红细胞增多，称为镜下血尿；重者外观呈洗肉水样或含有血凝块，称为肉眼血尿。通常每升尿液中有 1mL 血液时即肉眼可见，尿呈红色或呈洗肉水样。近年来，无明显伴随症状的血尿有增多趋势，已广泛引起重视和进行研究。

（中医系七七级六班　任利）

2. 加减小蓟饮子治疗镜下血尿

组成：小蓟 30g，生地黄 30g，木通 6g，炒蒲黄 10g。淡竹叶 6g，藕节 15g，酒当归 6g，黄柏炭 10g，白茅根 30g，桑寄生 30g，川断炭 10g，炙甘草 6g。

主治：镜下血尿。

体会：此方为焦树德老先生治疗镜下血尿的经验方，我在剂量上稍有增减，疗效确切。

（中医系七七级二班　王建军）

3. 原发性血小板减少性紫癜经验方

组成： 黄芪 30g，党参 15～30g，当归 12g，生熟地黄各 15g，鹿角胶 12g，枸杞子 12～15g，山萸肉 12g，菟丝子 15g，五味子 10～15g，炒酸枣仁 30g，炒白芍 20～30g，仙鹤草 20～45g，茅根 30g，大蓟 30g，小蓟 20g，牡丹皮 9g，炒枳壳 12g，浮小麦 30g，大枣 10g，炙甘草 12～30g。

用法： 每日 1 剂，水煎服。

功用： 补气养血，益肾养心，安神止血。

主治： 气血不足所致的血小板减少性紫癜。

加减： 鼻衄加白茅根 15g，川牛膝 15g；齿衄加玄参 12g，藕节 10g；血尿加大蓟 15g，小蓟 15g；便血加地榆炭 10g；月经过多加侧柏炭 10g；皮下紫癜较多加紫草 10g，茜草 10g；火热炽盛，迫血妄行加水牛角 20g，玳瑁 10g；阴虚内热加生地黄 10g，丹皮 10g；血瘀加桃仁 10g，红花 10g，丹参 10g；尿频加桑螵蛸 10g，益智仁 10g；小便不利加猪、茯苓各 10g，车前子 10g；肾虚腹泻加补骨脂 10g，肉豆蔻 6g；中寒便溏加炮姜炭 10g，炒白术 12g；大便秘结加生白术 12g，瓜蒌仁 10g。

体会： 本病诊断符合《血液病诊断及治疗标准》中的相关诊断，排除继发性血小板减少症。临床症见时有紫癜，但紫癜不多不重，迁延日久未愈，除紫癜反复发作外，尚有头晕乏力，腰酸耳鸣，心烦失眠，食少自汗，面色无华，鼻衄、齿衄，或月经过多，舌淡红，苔薄白，脉细或弱。

原发性血小板减少性紫癜（简称 ITP），是由抗血小板自身抗体破坏血小板，引起血小板减少的一种自身免疫性疾病。是临床上常见的一种难治性出血性疾病。常见皮肤瘀点、瘀斑、鼻衄、齿衄、血尿、月经过多等出血症状。属中医"血证""肌衄""发斑""虚劳""葡萄疫"等范围。临床分急性型和慢性型两种。其急性型多见于儿童，慢性型多见于成人。慢性型的发病多以心、脾、肝、肾虚损为其发病基础。一者源于急性期失治误治之后，再者慢性型多起病即是慢性型者，与肾虚髓空，心脾虚弱，肝失疏泄密切相关。肝失疏泄是 ITP 慢性型发生发展的基本病机之一，贯穿整个过程，但往往易被忽视。

本方特点是不仅对未使用过激素的 ITP 有效，对使用过激素的 ITP 也有效，只是前者的疗效优于后者。关键在于中医辨证施治。急性期小儿患者可根据小儿特点增加消积导滞的鸡内金。

（中医系七七级二班　孙贺营）

4. 治血精经验方

组成：桑螵蛸 30g，白茅根 30g。

用法：每日 1 剂，水煎服。

体会：血精症是男科和泌尿外科常见疾病，指精液中存在血液。根据含血量的多少，可以表现为肉眼血精、精液中混有血丝或显微镜下有少量红细胞。严格来讲，血精症只是一种临床表现，而非一种疾病。

（中医系七七级三班　周立华）

（三）消渴

1. 黄芪四妙勇安汤

组成：黄芪 30 ～ 50g，金银花 15 ～ 30g，当归 15 ～ 30g，

玄参 15 ～ 30g，甘草 15 ～ 30g。

用法：每日 1 剂，水煎服。如果气虚及阳可以加附片 15 ～ 30g，干姜 10 ～ 15g；如果痰湿瘀滞肺脾也可以合理中四神丸；忍冬藤可以代替或部分金银花以降低费用。

主治：适用于糖尿病气阴两虚证的坏疽。

体会：1980 年在辉县人民医院内科实习期间，为苏文波老师整理医案。一位糖尿病坏疽的患者运用该方治疗半年多，溃疡面愈合，尿糖、血糖恢复正常，临床治愈，一年后随访未见复发。随后在自己的临床实践中应用该方治疗糖尿病也是屡用屡效。

（中医系七七级一班　庄建西）

2. 补中益气汤加味治疗低血糖

组成：黄芪 30g，白术 20g，陈皮 10g，升麻 9g，北柴胡 10g，党参 15g，炙甘草 9g，当归 15g，桑叶 15g，枸杞子 15g，夏枯草 30g，熟地黄 15g，玉竹 10g。

用法：7 剂，水煎服，每日 1 剂。

功用：益气养阴。

主治：气阴两虚的低血糖。

病案：患者，女，65 岁，2 型糖尿病 15 年，半月来经常餐前乏力，汗出，头晕。曾用西药降糖，现已服药 1 年，舌暗红苔薄白，脉细数无力。

二诊：服药 3 天后未再发生低血糖症状，上方继服 7 剂。患者糖尿病 15 年，气阴两虚。当血糖低时机体不能动员胰岛素对抗激素的分泌以维持正常血糖，致中气下陷"气食少火"。少火宜补，补中益气汤加养阴之品见效。

（中医系七七级三班　李真）

3. 中药加厄贝沙坦治疗糖尿病肾病

组成：黄芪 60g，牛蒡子 30g，酒萸肉 30g，淡附片 10g，苍术 30g，白术 25g，酒大黄 12g，穿山龙 25g，土茯苓 20g，积雪草 25g，马齿苋 30g。

用法：7 剂，水煎服。同时服用厄贝沙坦片 0.15g，每天 1 次。

功用：健脾益肾，降浊化瘀。

主治：阴阳两虚，浊毒内蕴。

病案：患者，陈某，男，58 岁，患糖尿病肾病两年，尿蛋白经常在（++）～（+++）。查尿糖（+++）、酮体（±）、尿蛋白（++）、空腹血糖 13.0mmol/L，舌质淡体大、苔薄白、脉沉细，血压 140/85mmHg

二诊：尿糖（+++），血糖 12.9mmol/L，尿蛋白（±）。上方加炒僵蚕 15g，继续治疗。

（中医系七七级三班　李真）

4. 半夏泻心汤化裁治疗糖尿病胃肠功能紊乱

组成：清半夏 10g，黄连 10g，黄芩 6g，干姜 6g，生晒参 12g，葛根 15g，炒山药 15g，白扁豆 15g，炒白术 15g，茯苓 30g，炙甘草 6g。

功用：健脾和胃，消痞止泻。

主治：糖尿病胃肠功能紊乱以腹泻为主者。

加减：遇寒加重，舌体胖大苔白腻者，干姜加量，并加桂枝、制附子；湿邪偏盛者，加炒苍术、车前子；口臭、痞满纳差加白豆蔻、砂仁、木香；气逆不降嗳气者，加旋覆花、竹茹；兼食滞者，加鸡内金、炒麦芽、神曲等；情志所伤，肝胃不和者，加川楝子、佛手、醋香附等；胃热甚，呕苦泛酸者，合用左金丸，去甘草、干姜，加蒲公英或连翘；便秘腹泻交替，当下便秘者，去干姜、白扁豆，生用山药、白术，加炒莱菔子、炒枳实等；糖尿病久病入络，兼夹瘀血者，应注意配伍活血理气化瘀之品，加三七、丹参、郁金等。

体会：胃肠功能紊乱为糖尿病常见慢性并发症之一，主要表现为腹胀、呕恶、便秘或腹泻，或腹泻与便秘交替，其发病机理十分复杂。西医治疗除控制血糖外，主要给予保护黏膜、抑制胃酸、营养神经、促胃肠动力药物及微生态制剂等，疗效均不满意，症状重者效果尤差。

中医认为，糖尿病累及肝、脾、肾等多个脏腑，随病程日久，阴阳失衡，虚实错杂。半夏泻心汤是辛开苦降法的代表方剂，属中医治疗八法中的"和法"范畴。本方集辛开苦降、寒热补泻于一体，其温脾清胃、升清降浊、开结散郁、补虚祛邪的作用与糖尿病胃肠功能紊乱的病理机制十分契合。本人运用时以半夏泻心汤为基本方进行化裁，一合参苓白术散以加强健脾止泻之力，二合葛根芩连汤，清利肠胃湿热，升举阳明清气。二者孰轻孰重，据患者具体情况判断。从病程看，糖尿病中医分为"郁、热、虚、损"四个阶段，病程早中期属脾虚肝胃郁热、肠道湿热者，半夏泻心汤合葛根芩连汤为主，中后期多脾虚、中阳亏损则合参苓白术散为主。从病情看，糖尿病胃肠并发症虚实夹杂，脾虚寒湿不化与肠道湿热可兼夹并存，腹泻与胃轻瘫腹胀便秘常交替出现，故用药须临证变通，因人、因证而行相应化裁。

对于腹泻时间长病情重，辨属阳虚者，方中加桂、附，合桂附理中之意，临床效果显著。方中半夏、附子同用，虽涉及"十八反"，但未见不良反应。

（中医系七七级三班　卢依平）

（四）汗证

1. 甘麦大枣汤加味方治疗更年期汗证

组成：甘草10g，小麦30g，大枣15g，菟丝子20g，淫羊藿20g，桂枝10g，炒白芍30g，肉苁蓉18g，当归10g，牡丹皮10g，茯苓20g，五味子10g，百合20g，黄芪30g。

用法：1日1剂，水煎服。先将小麦洗净，漂去浮末，大枣掰开（不可去皮），然后用净水约800mL，煮上述数味药，用小火慢慢熬，煮沸后煎至400mL左右，去渣，分几次饮汤，最后吃掉大枣即可。至于"小麦"，通常用小麦的成熟果实就行；而当阴虚夜间盗汗严重时，则可用小麦未成熟的干瘪果实"浮小麦"取代，益气除热之余还可以敛汗、止汗。菟丝子则采用盐菟丝子（取净菟丝子，盐水浸泡1夜，晾干，炒至微鼓起。本品表面棕黄色，裂开，略有香气）。肉苁蓉用盐苁蓉。

加减：如有急躁、易怒、嗳气者加香附10g，川芎6g，灯心草5g，紫苏梗10g（用量要少，量多散气，不利于止汗）；失眠、心悸者加酸枣仁20g，柏子仁20g，龙齿20g，琥珀3g，远志12g；烦热显著时，伴有口干舌燥，手脚心热，舌质红，舌苔薄少者，可以用生甘草，补虚的同时兼能清热；若以精力疲惫、乏力倦怠等为主，可选用炙甘草，侧重于温补脾胃，益气和中。

主治：更年期汗证 / 更年期潮热。

体会：《金匮要略》载："妇人脏躁，喜悲伤欲哭，象如神灵所作，数欠伸，甘麦大枣汤主之。"许多更年期女性出现或多或少的更年期汗证，也就是"更年期潮热"。有研究表明，超过四分之三的女性在更年期有潮热现象。这种突然发热的感觉会从躯干传递到脸部，伴随汗出，令人不快。有的妇女满脸通红，也有人感到心跳加快，感觉焦虑。这样的情况可能一天出现几次，甚至每个小时都出现，因人而异。容易给我们的工作和生活带来影响，并且会对身体健康造成危害。西医学认为更年期潮热是更年期综合征的突出表现特征，主要是激素水平下降导致。雌激素是一种直接影响下丘脑的荷尔蒙，而下丘脑则与食欲、睡眠、性激素和体温等有关。因此，当体内雌激素下降时，会造成大脑误认为是体温过高。因此，大脑会向心脏发出信号要求心脏泵压更多的血液，汗腺释放更多的汗水。因此，女人会突然感觉发热，并分泌出大量令人不愉快的汗水，这就是更年期潮热。

在内分泌门诊，经常遇见女性更年期汗证患者询问有关补充雌激素的问题。现代循证医学认为，盲目补充会造成激素水平过高，损害健康。因此认为雌激素亦是"带刺的玫瑰"。女性到了绝经期，卵巢萎缩是正常的，如果违背自然规律，盲目补充雌激素对自己的身体会有损伤。绝经后女性体内补充雌性激素过多，会影响到内分泌失调，导致面部出现斑斑点点的现象，乳腺异常，或者肿大，或是增生，甚至会诱发癌变。卵巢和子宫是息息相关的，出现雌激素过多的现象，对靶器官子宫也是一种损伤，引起子宫病变。乳腺癌手术过程中切除卵巢同样是为了减少雌激素的分泌水平。因此，更年期汗证的女性患者通过补充雌激素治疗出汗者，需要谨慎行事。通过中药治疗更年期汗证，是安全的，在此方面，我通过甘麦大枣汤加味方的应用，医治了大量患者，取得了良好效果。

（中医系七七级六班　李清波）

2. 桂枝龙牡汤加味治疗多汗症

组成：桂枝 20g，芍药 20g，煅龙骨 20g，煅牡蛎 20g，炙甘草 12g，生姜 3 片，大枣 5 枚。

用法：水煎，每日 1 剂，分 2 次服用。

功用：调和营卫，收敛固涩。

主治：多汗症、睡眠时间短、睡眠浅的顽固性失眠。

加减：气虚明显者加人参，黄芪；血虚明显者加当归、熟地黄；肾虚者加制首乌、补骨脂；虚热者加霜桑叶、桑白皮。

体会：桂枝龙牡汤见于《金匮要略·血痹虚劳病脉证并治》，是张仲景为阴阳两虚所致男子失精、女子梦交而设，由治太阳表虚有汗之桂枝汤，加上具有潜镇摄纳功能之龙骨、牡蛎，不仅有温阳散寒、解肌发表、调和营卫之功，还能重镇安神、收敛固涩。现代用于治疗属上述病机的瘦病、失眠、遗精或滑精、不孕症、先兆流产、久泻、更年期综合征、盗汗、小儿支气管炎、慢性荨麻疹、颈椎病等。

本人跟师学习时使用本方，治疗头身汗出，动则加剧，汗流渍渍，收到较好效果。

（中医系七七级二班　杨小平）

（五）内伤发热

1. 治疗低烧验方

组成：当归 20g，白芍 15g，柴胡 15g，茯苓 12g，白术 15g，甘草 10g，炮姜 6g，薄荷 15g（后下），牡丹皮 12g，栀子 10g，草果 12g，黄芩 15g。

用法：水煎服，每日 1 剂，连服 3～5 剂。上方煎服，1 剂见效，2 剂舒适，3～5 剂病愈。数月低热一如泥牛，无影踪矣。

功用：疏肝解郁，养血调经。

主治：长期低热。

体会：本方由逍遥散原方不变加上草果、黄芩组成。对低热有良效。低热，这里指体温徘徊在 37℃偏上 38℃以下。多在 36.8℃至 37.5℃之间。机体总有一种前额温热难受不适的感觉。虽不影响吃喝工作，但影响心情，闷闷不乐。低热，不是通常所云之骨蒸。骨蒸热没有升高超标的体温，属中医之阴亏，顾名思义，像从骨头缝里熏蒸出来一样。低热一个热字，足显其体之温度。是机体已经在发热。这种发热可由外感迁延而来，或由身体调节紊乱所致。甚至不明缘由。总之病程较长，经久不退。望似好人一个，实则自有不爽。有依头疼粉、克感敏、速效伤风胶囊者，时不时服之以暂解其闷，求得一时之快。然则终不得解，克罚正气，无异饮鸩止渴，雪上加霜。

中医院校正规培养的学子，对方剂学这门基础都很重视与娴熟。若云谁不会背逍遥散之歌，怕是天大的笑话。母校唐宋老师授课时口占方歌不胜其诵，给同学们留下了极其深刻的印象，真真是谁想不记住都难矣。逍遥散一方，教材中都讲功能疏肝解郁，养血调经。退热功能只字未提。先贤设方，必是亲验，自有其妙存焉。长期的临床实践中，我发现了它这一良好的退热功能，愈人多矣。甫忽然醒悟，方歌第三句"散郁除蒸功最奇"，绝非古人之随意虚设也！

题外话，低热若此，高热乃何？异病同治，举一反三。化裁活用，一方多能，自可知之。

（中医系七七级四班　黄兴旗）

2. 阴虚发热验方自拟生地黄牡丹青蒿汤

组成：生地黄 15g，麦门冬 15g，牡丹皮 12g，地骨皮 20g，银柴胡 15g，青蒿 20g，生栀子 12g，赤芍 15g，生龙骨 20g（先煎），生牡蛎 20g（先煎），珍珠母 20g（先煎），制鳖甲 20g，首乌藤 20g。

用法：1 日 1 剂 2 次水煎服。1 周 1 个疗程，连服 1～2 个疗程。

功用：滋阴潜阳，凉血清热。

主治：阴虚发热。头面发热如烤，手足心热如烫，阵阵热甚或汗出，口舌咽干，喜凉恶热；心烦易怒，失眠多梦，或易鼻衄，女子月经提前、量多，舌红少苔，脉细数。

体会：此方是笔者在临证中通过长期使用、观察，总结出的一个治疗阴虚型发热的良方。

（中医系七七级四班　田林忠）

（六）癌病

1. 扶正消瘤汤治疗消化系统肿瘤

组成：党参（或人参）15g，白术15g，茯苓15g，当归15g，炒白芍15g，陈皮12g，柴胡12g，丹参15g，炒麦芽15g，藤梨根（或猫人参）20g，全蝎5g，蜈蚣2条，黄芪30g，黄芩10g，甘草5g。

用法：1日1剂，水煎服。长期服用者病情稳定后可改为两日1剂或药物粉碎装胶囊口服。

功用：补益气血、化瘀消积之功。能改善患者生活质量，减轻患者痛苦，延缓病情进展，长期服用可抑制瘤体生长。

主治：原发性肝癌、胆囊癌、胰腺癌、食管癌、胃癌以及结肠癌见乏力、纳差、腹胀不适等。

加减：若大便稀、次数偏多，白术炒用，茯苓改30g，加炒薏苡仁30g，炒芡实30g；大便干结者，白术生用改30g，炒白芍改生白芍30g，当归改20g，加莱菔子20g；疼痛明显者，炒白芍改30g，加延胡索20g，徐长卿30g；伴腹水者，茯苓改30g，加猪苓20g，泽泻30g；伴肝硬化者，合三甲散（鳖甲、龟甲、穿山甲）；有消化道出血者，加白及15g，浙贝母15g，海螵蛸30g；腹胀者，加厚朴12g，枳壳12g。

体会：扶正消瘤汤是笔者经过数十年临床观察总结而来，肿瘤患者长期服用安全、有效，它能明显改善临床症状（如面色改善、乏力好转、纳食增多等），抑制瘤体增长，还能预防肿瘤术后复发。笔者在临床中还发现，扶正消瘤汤不仅能用于消化系统肿瘤，针对其他肿瘤也能减轻患者痛苦，提高生活质量。常见的消化系统恶性肿瘤有原发性肝癌、胆囊癌、胰腺癌、食管癌、胃癌以及结肠癌。

随着西医学的发展，恶性肿瘤治疗手段越来越多，如目前常用的手术切除、放疗、化疗、微创治疗及对症支持治疗等，虽如此，仍达不到理想的治疗效果。很多肿瘤发现时已经丧失手术机会，放疗、化疗、微创治疗等可以暂时控制肿瘤进展，但治疗效果和有效控制病情时间极其有限，而且治疗的副作用（如发热、脱发、消化道症状、骨髓抑制等）严重降低了患者的生活质量。除此之外，靶向治疗、生物免疫治疗等手段虽已投入临床应用，但尚未发展至成熟阶段，目前仍在探索和观察中，并且靶向治疗药物的不良反应也不容忽视。所以肿瘤的早期诊断至关重要，只要能及时发现、早期治疗，无论使用手术切除还是微创治疗基本都能达到治愈目的。但在临床中，肿瘤早期很少表现出明显的临床症状，发现时多处于中、晚期，不符合手术适应证，即使行手术切除，复发率也很高，所以中医药在治疗肿瘤中的地位便逐渐提高。

临床上的肿瘤患者经过反复的放疗、化疗以及微创治疗等，机体各种机能的损伤不可避免，从中医角度来讲，肿瘤患者在中、晚期的病机多属正气虚弱、气血不足，临床表现为消瘦、乏力、食欲不振、腹胀、面色无华等虚弱之象。"气为血之帅""气能行血"，气虚则无力推动血液运行，血行不畅则形成瘀血；"气能生血"，气虚则营血生化不足，血枯则脉道滞涩，形成瘀血，正所谓"久病多虚、久病多瘀"。瘀血属有形之邪，长期瘀血则形成"癥积"，而西医学的肿瘤多属中医"积"之范畴。故肿瘤的病理属性总属本虚标实，病机为气血虚弱、瘀血内阻。

笔者在长期临床实践中总结出扶正消瘤汤有补益气血、化瘀消积之功，治疗原发性肝癌、食管癌、胃癌和结肠癌效果显著，首先能改善患者生活质量，减轻患者痛苦，如乏力、纳差、腹胀等不适；其次能延缓病情进展，长期服用可抑制瘤体生长。

（中医系七七级一班　冀爱英）

2. 癌症手术放化疗后巧用中药

组成： 西洋参、阿胶、生大黄。

用法： 将西洋参 600g，阿胶 180g，生大黄 120g，分别粉碎为细粉，分别装置瓶中。根据患者体质情况，每日取西洋参粉 5～10g，开水冲泡，代茶频服，反复开水冲泡饮用，直至无药味时将药渣嚼服。

功用： 益气养阴，消积泄热。

主治： 癌症患者的手术创伤、放疗化疗，使机体正气亏虚，精液耗损，属脏腑亏损，气血阴阳虚衰的"虚劳"证。

加减： 若平素大便正常，可在西洋参粉中加入大黄粉 1～2g，每周 1～2 次。若平素大便易溏，不用生大黄。若平素大便干，可每天在西洋参粉中加入生大黄粉 2～3g。血虚明显，有贫血症状者，在西洋参粉中加入阿胶粉末 3g，开水搅拌冲服，经多次开水冲饮，阿胶末可融化完全。

体会： 癌症患者经手术、放疗、化疗后常用中药进行调理，但中药汤剂往往难于长期坚持。本人在临床中精选出的这几味中药，用开水冲泡常服，患者乐于接受，根据个体情况不同，可连服半年至三年，无副作用，对于恢复体力，增强免疫力，防止癌症复发很有帮助。

《神农本草经》言人参"主补五脏，明目益智，久服轻身延年"。《药性论》言人参"主五脏不足，五劳七伤，虚损瘦弱"。《医学衷中参西录》记载："洋参，性凉而补，凡欲用人参而不受人参之温补者，皆可以此代之。"西洋参补气益血，养阴生津，治劳伤虚损，久虚不复，一切气血津液不足之证，放、化疗后用之更为妥帖。阿胶滋阴补血，久服益气，治疗血虚、虚劳。大黄本为气血虚损之禁药，但患者久服补药之后，难免有壅滞之气，内热渐生，稍佐大黄破积泄热，调畅气机，自有协调妙用。《黄帝内经》诸多篇章都不断地强调"治未病"理念，多次论及"治未病"实践原则。"上工治未病"，核心问题是提高机体的免疫功能，也就是机体预防抗病的能力。

药理研究表明：西洋参含有对人体十分有益的人参皂苷及多种单体皂苷、多种氨基酸、微量元素等有效成分。其药理活性包括抗疲劳、强壮体魄作用；补充人体所需，提高机体免疫功能的作用；抗缺氧、抗高温、抗寒作用；抑制癌细胞作用等。临床证实西洋参可以降低"化疗"或"放疗"治疗癌肿引起的不良反应。阿胶的主要成分为蛋白质及水解产物氨基酸，并含有27种微量元素，服用可迅速增加红细胞和血红蛋白，改善体内钙平衡，有促进造血功能，促进人体免疫功能，强身健体的作用。大黄具有泻下、抗菌和抗肿瘤作用，可排除毒素，抑制肿瘤生长。西洋参、阿胶、大黄三者运用得当则扶正祛邪。常服可提高机体免疫力，增加抗病能力，排除毒素，防止癌症复发，这也正是目前中西医结合治疗癌症的重点所在。

（中医系七七级二班　孙贺营）

3. 抗癌镇痛膏

组成：雄黄 60g（水飞），明矾 60g，青黛 60g，皮硝 60g，乳香 60g，没药 60g，冰片 10g，血竭 30g，蟾蜍 30g。

用法：制膏外敷。上方除雄黄外，余药共研细末过 120 目筛，与雄黄混匀，用凡士林调和成膏装瓶备用，避光保存。药粉与凡士林的调和比例为 1：2，夏季天热，药膏容易变稀，可适当加大药量。取棉布、塑料薄膜或者一次性医用垫单各 1 块，用缝纫机缝在一起制成敷料。用时剪取大于肿块面积周边 2cm 的敷料将药膏摊于敷料上，药膏面积大于肿块面积周边 1cm，厚度约 0.1cm，敷于患处，周围用 2cm 宽的胶布将敷料与皮肤贴合封闭。冬季可贴 2～3 天，夏季天热可贴 1～2 天，揭去膏药，用肥皂温水洗净残余药膏，休息 12～24 小时再贴第 2 贴。如果皮肤不起红点，不痒，也可连续贴敷。

主治：肝癌疼痛，各种原发性骨肿瘤疼痛，以及各种转移性骨肿瘤疼痛。多种无名肿块疼痛。

体会：一般敷药后 30 分钟至 3 天内疼痛即开始减轻，如敷药 3 次疼痛无改善视为无效，不必再用。

中医外治法历史悠久，许多中药均可经皮肤吸收，起到治疗作用，且发挥疗效快，简便安全。本药外敷，具有活血止痛、软坚消肿之功，无毒副作用，不影响消化道功能，可以同时配合化疗、口服中西药以及其他方法同时进行治疗。

（中医系七七级四班　汪慧珠）

八、肢体经络病证

（一）痹证

1. 肘关节腔积液方

余临证偶拟下方，屡试辄验，聊备于此，供同道参考。

组成：

（1）内服方：生麻黄10g，桂枝10g，羌活10g，川芎10g，茯苓20g，焦白芍20g，土白术20g，姜黄10g，生甘草10g，丹参20g，青风藤30g，络石藤30g，黄芪15g。

（2）外用方：生麻黄30g，马钱子20g，苏木20g，艾叶20g。

用法：①内服方：水煎两次，煎取500mL，早晚温服，每日1剂；②外用方：水煎1000mL，温洗，或用毛巾蘸温药液，局部包裹热敷。每日2～3次，1剂药可多次反复使用，一般用两天。

疗效：一般内服方服3剂局部肿痛消退，6剂CT复查恢复正常，不再用药。

（中医系七七级三班　谢谋华）

2. 四神煎治疗鹤膝风

组成：黄芪240g，石斛120g，川牛膝90g，远志肉90g，金银花30g。

用法：黄芪、石斛、川牛膝、远志肉四味，加水10碗（约5000mL），煎至2碗，加金银花，煎至1碗，顿服。

主治：主治鹤膝风（化脓性膝关节炎）。症见膝关节红肿疼痛，步履艰难。

体会：《岳美中医话集》引用了徐灵胎一段话："一病必有一主方，一方必有一主药。"批评"现在的人，动辄讲辨证论治，漫无边际，让人抓不住重心。这是没有真正读懂读遍中医真谛，还限于一知半解之中"。

我很推崇岳老专病专方的学术思想。我用四神煎治疗化脓性膝关节炎多例，都是原方原量，1剂见效。此方药味少，药量重，功效卓著，值得传承。最近诊治的1例患者是2018年底海宁技校一位76岁的老教师。因其年纪大，加上顾及现在医疗环境，远志用减半量，用45g，而且不是顿服，是每日1剂，分两次服。没有明显副作用，疗效也很好。现代药理研究，远志含有远志皂苷，是恶心性祛痰剂，《中华人民共和国药典》中的剂量为3～9g，超过15g会令人恶心。但在医疗环境没有恶化之前，我用远志90g顿服，多有头晕，而很少有明显恶心。也可能就是所谓"有病病受之，无病才伤胃"。远志对多种致病菌有抑制作用。前人记载其汁外敷治疗乳痈疮疡甚效。这可能是大剂量使用远志的原因。临床是尊重原方用量，还是顾及当前的医疗环境，请读者自己斟酌。

（中医系七七级六班　王国彦）

3. 静脉消肿方治疗下肢水肿

组成：茜草20g，泽兰20g，赤芍20g，泽泻20g，牛膝10g，鸡血藤20g，伸筋草30g，路路通15g，皂角刺15g，白蒺藜15g，地龙15g，山楂10g，炙甘草10g。

用法：急性静脉炎局部红肿热痛，加金银花、连翘、红藤、忍冬藤；静脉血栓形成加水蛭、桃仁、红花；慢性静脉水肿加黄芪、防己。有臁疮者配合应用自治膏药外敷。

功用：活血通络，消肿止痛。

主治：因静脉炎、静脉瓣膜病、静脉血栓形成引起的下肢水肿。

体会：此方经本人临床应用数十年，行之有效。

（中医系七七级六班　闫银宗）

4. 骨痹痛消散

组成：血竭 1g，乳香 6g，川乌 3g，草乌 3g，威灵仙 10g，红花 5g。

用法：取上药颗粒剂，以黄酒或陈醋调和成糊状，涂于通络祛痛膏中心部，贴敷于患处，初次贴敷 4 小时，如局部无热痛痒等不良反应，可适当延长贴敷时间。每日 1 次。

本方属于小品方，方精味少，效专力宏，临床用之，每获良效。

（中医系七七级二班　靳永强）

5. 健骨消肿汤治疗骨关节炎

组成：党参 15g，炒白术 10～15g，当归 10gg，丹参 10g，白芍 15g，续断 15g，骨碎补 12g，淫羊藿 10g，茯苓 15g，薏苡仁 30～60g，泽泻 10g，陈皮 10g，炙甘草 6g。

功用：补脾肾、化痰湿、祛瘀滞。

主治：凡关节肿胀、疼痛、活动不利，无发红及明显发热，舌淡胖有齿痕，舌苔薄白或厚腻微黄者，皆可考虑使用；实热证一般不用。

加减：舌淡胖或暗红，舌苔厚腻、微黄者，可以加厚朴、黄柏；肿胀较重加车前子；疼较重加地龙、土鳖虫；天气变化症状加重加独活、伸筋草；上肢关节肿胀加威灵仙、姜黄，下肢关节肿胀加怀牛膝、木瓜；股骨头坏死酌加地龙、土鳖虫、桃仁、川芎、香附等。

体会：本人临床常用此方治疗各种骨关节病属脾肾不足、痰湿郁滞、虚实夹杂证，多见于中老年人的骨关节炎、滑膜炎，症见关节肿痛，反复发作，关节活动受限或无力。此病随年龄增长发病率逐渐增加，多与关节退行性改变，软骨损伤有关，下肢关节尤以膝关节多见，通过治疗可缓解症状，但不可能完全治愈。一般疗程较长，难于速效。

本方加减治疗股骨头无菌坏死亦有较好疗效，但需要长时间服药，亦可加减用于老年腰痛证。

（中医系七七级一班　王燕民）

6. 益气祛瘀通络方治疗早期膝骨关节炎

组成：黄芪 30g，益母草 20g，川牛膝 10g，土茯苓 30g。

用法：每日 1 剂，水煎服，6 剂为 1 个疗程。

功用：益气利湿活血。

主治：早期膝骨关节炎肿胀疼痛。

加减：疼痛较重加川乌 6g（先煎），草乌 6g（先煎）；肿胀明显者加茯苓皮 20～30g，桑白皮 20～30g（该方目前主要用于治疗膝关节骨性关节炎膝关节肿胀疼痛有一定效果）；腰膝酸软肾虚者加骨碎补 15g，补骨脂 15g。其中五心烦热偏肾阴虚者加知母 10g，黄柏 12g；手脚发凉肾阳虚者加淫羊藿 12g。观察该方内服在改善局部症状的同时，调整全身状态。

体会：骨性关节炎（OA）是目前骨科的常见病，随着人们生活水平的提高，社会老龄化的加剧，以及不正确的锻炼方法等，该病的发病率越来越高，且有年轻化的趋势。女性的发病率明显高于男性，约为 4：1。最常累及的关节为膝关节。

该病是一种慢性退行性病变，主要是关节软骨的退行性改变以及继发的骨质增生。主要的临床表现为膝关节的疼痛、肿胀、晨僵、活动受限，尤其在上、下楼梯和下蹲时明显，甚至关节畸形、行走困难，严重降低了患者的生活质量。形成该病的主要原因有年龄增长、性别差异、慢性劳损、肥胖、激素水平的改变、外伤和生物力学改变等。

对于该病的诊断除了患者的症状和体征外，还有赖于影像的帮助。膝关节正侧位 X 线片，早期可能还要借助核磁共振的检查。对于该病的诊断常用的是美国风湿病学会（ACR）1995年的诊断标准（包括临床标准及临床＋放射学＋实验室标准两种）。

目前对于膝关节骨性关节炎的治疗主要是缓解症状，减轻痛苦，提高生活质量，但并不能从根本上阻断该病的发生。对于早、中期的患者目前以保守治疗为主，中晚期患者的治疗以手术为主。

通过多年临床，发现中医、中药治疗早期骨性关节炎的疗效显著，患者反应良好。

现代研究表明，黄芪具有补益功效，同时可以利尿消肿，清代陆以湉《冷庐医话》曾记载用黄芪粥治疗水肿的医案；现代药理研究表明黄芪可以增强机体免疫力，具有利尿、抗应激、降血压等作用。川牛膝具有引药下行的作用，同时现代药理研究表明川牛膝可以通过免疫调节作用发挥抗炎、免疫协同作用。土茯苓具有解毒、除湿、通利关节的功效，现代药理研究表明该药具有利尿、抗炎的功效。诸药配伍对于早期骨性关节炎肿胀疼痛的改善效果明显。

同时在早期骨性关节炎的治疗中，康复锻炼对于该病的治疗也很重要。但是锻炼要坚持适度、可行的原则，不断提高肌肉力量，增加膝关节的稳定性，缓解膝关节的不适症状。

本方加减变化对于早期膝关节骨性关节炎的治疗发挥着重要的作用，但一定要配合康复锻炼，方能取得好的疗效。

（中医系七七级二班　张永红）

7. 独活寄生汤治疗风湿性关节炎的体会

组成：独活 10～15g，桑寄生 15～30g，细辛 3g，肉桂 6g，甘草 6g，盐杜仲 10g，牛膝 10g，秦艽 10g，茯苓 10g，防风 10g，川芎 10g，人参 10g，当归 10g，白芍 10g，熟地黄 10g。

用法：上 15 味药传统煎煮服用。

功用：祛风除湿，通痹止痛。

主治：一切正虚邪侵，痹阻经络，伤筋损骨的风湿关节炎。临床表现关节肿胀疼痛，屈伸不利，甚者变形。或麻木不仁，腰膝疼痛。

加减：阳虚重者，加制附子、桂枝、巴戟天等；阴虚者，加北沙参、麦冬、石斛、玉竹等；气滞者，加柴胡、醋香附、郁金等；纳呆者，加炒麦芽、炒神曲、焦山楂等；便秘者，加肉苁蓉、郁李仁、火麻仁、大黄等；腹泻者，加炒白术、炒白扁豆、炒山药、补骨脂等；失眠者，加炒酸枣仁、首乌藤、灵芝、龙眼肉等。

体会：风湿性关节炎，其病因病机复杂，内外因皆有。外因致病，《素问•痹论》明确指出："风寒湿三气杂至，合而为痹。"孙思邈勤求古训，博采众方，在全面了解了此类病复杂多面的病因病机的基础上创建了独活寄生汤。方中以祛风寒湿邪通经络之品为主药，辅以强肝肾壮筋骨之味，佐以调营卫，益气血又活血化瘀之药，把握全面，组方遣药精当，我们临床应用疗效显著。且本方所用药物性情平和，价格适中，集简、便、验，安全价廉，且又灵验等多重优势于一体，堪称治疗风湿关节病之经典方。在其基础上灵活加减，增加疗效，起到了执简驭繁之效。

方中独活辛温理伏风，善祛下焦与筋骨之风寒湿邪为君；伍以细辛发散风寒，搜剔筋骨风湿而止痛；防风祛风邪以胜湿；秦艽防风湿而舒筋；桑寄生、盐杜仲、牛膝补肝肾祛风湿；当归、川芎、白芍、地黄乃四物汤养血活血；人参、茯苓补气健脾；桂心温通血脉；甘草调和诸药，缓急止痛。全方祛风除湿，通痹止痛益肝肾，补气血，扶正祛邪，标本兼顾。

临床是千变万化的，据病情加减是无限的，只要用心，就会应用得更精彩。

（中医系七七级一班　安丽）

8. 辛凉甘酸疗燥痹

组成：桑叶10g，薄荷10g，葛根24g，五味子 g，乌梅

15g，白芍 30g，覆盆子 20g，天、麦冬各 15g，石斛 10g，胆南星 6g，浙贝母 12g，女贞子 15g，旱莲草 15g。

加减：在治疗上既要注重肝阴，也要注重肾阴，如生地黄、枸杞子、女贞子、旱莲草等也可酌选，但如肝火较盛者，可酌加石膏、知母；心火明显时，加栀子（少量）；病程日久，邪毒较深，或低热，腮腺反复肿大者，可酌情加清热解毒、化痰化瘀之品，如白花蛇舌草、蒲公英、胆南星、浙贝母等。

功用：养阴润燥。

主治：干燥综合征，症见皮肤干燥，口鼻干燥，甚者状若喷火；口干渴，频频呷水；心烦失眠；眼干涩，视物昏花；口干口苦；头晕耳鸣，五心烦热，舌红无苔，齿松而牙脱。

体会：干燥综合征属于中医燥痹范畴，但其既不同于一般的外燥，也不同于一般的内燥，而是一种燥毒。此种燥毒可结于五脏，引起五脏阴虚。中医治疗燥痹多采用养阴润燥，可收到一定疗效。若取得满意之效果，实属不易。近年来本人用辛凉甘酸法治疗干燥综合征，取得较为满意的效果。今不揣浅陋，以飨同仁，不当之处，敬请斧正。

燥毒结于肺，表现为皮肤干燥，口鼻干燥，甚者状若喷火；结于脾胃，引起脾胃阴虚，表现为口干渴，频频呷水；燥毒结于心导致心阴不足，引起心烦失眠；结于肝，则眼干涩，视物昏花，口干口苦；结于肾则头晕耳鸣，五心烦热，舌红无苔，齿松而牙脱。初始邪浅，病在肺胃，治疗尚易；病久邪深，由浅入里，波及肝肾，病程较久，邪毒缠绵，治疗上颇为不易。

燥痹属阴虚内热，滋阴润燥，养阴清热为大多数医家所采用，但阴液的化生才是用药治病的关键，如何用药使机体能化生阴液，自古医家也有共识：甘酸化阴，用既有甘味又有酸味的药物，如五味子、乌梅、白芍、覆盆子、酸枣仁等。这些药物性味甘酸，甘入脾，酸入肝，肝肾同源，肝阴得补，肝体得用，则肝阳不亢，肝火不生，眼干心烦之症可除。

总之，干燥综合征是一种燥毒，临床上治疗颇为棘手，临床治疗应在滋阴润燥的基础上，重用辛凉甘酸之法，轻者数旬过后，即可满口生津，重者徐徐图之，也有功效。

（中医系七七级一班　王济华）

9. 桂芪石斛薏苡仁汤

组成：黄芪 200g，薏苡仁 50g，桂枝 10g，石斛 50g，官桂 50g，党参 30g，五味子 20g，麦冬 12g，没药 8g，乳香 8g，木瓜 15g，羌活 10g，续断 15g，桑寄生 15g。

用法：水煎服，日 1 剂或者半剂，也可以头煎喝一天，二煎再喝一天。

功用：益气化瘀。

主治：妇女产后受寒湿之邪引起的全身关节疼痛。

体会：本方为民间家传药方，据药方持有人说，治疗妇女月子病周身疼痛重症需要连续服用 100 剂。根据其益气化瘀的功用，用于治疗心肌炎和冠心病气虚血瘀型都有较好的疗效。治疗心脏病时去续断、桑寄生、羌活，加女贞子 30g。

（中医系七七级一班　庄建西）

10. 自拟消风方治疗急性期痛风

组成：山慈菇 10g，金果榄 10g，大黄 6g，白英 20g，两头尖 10g，秦艽 10g，当归 10g，土茯苓 30g，甘草 15g。

用法：每日 1 剂，水煎服。若局部红肿疼痛加红藤 20g，伸筋草 20g，川、草乌各 10g。

功用：清热利湿。

主治：急性期痛风。

（中医系七七级六班　闫银宗）

11. 通络化浊汤治疗痛风等

组成：王不留行 10g，白芥子 10g，车前子 15g，粉草薢 10g，生山楂 10g，威灵仙 15g，制大黄 10g（便秘生用）。

加减：脾肾气虚加党参 15g，白术 10g，薏苡仁 30g；脾肾阳虚加熟附片 15g，肉苁蓉 10g，巴戟天 10g；脾肾阴虚加生地黄 15g，山萸肉 10g，白芍 10g；气阴两虚加太子参 30g，生地黄 15g，山萸肉 10g，山药 15g；湿热偏重加苍术 10g，黄连 10g，冬葵子 15g；寒湿偏重加桂枝 6g，川芎 10g，淫羊藿 15g；脉络瘀阻者加桃仁 15g，虎杖 15g，牛膝 10g；痰浊较重者加紫苏 15g，皂角刺 10g；水肿者加猪苓 15g，茯苓 15g，泽兰 15g，玉米须 15g；血尿者加茜草 15g，炒蒲黄 15g；蛋白尿者加石韦 15g，薏苡根 30g。

主治：痛风，肾功能异常，高脂血症。

处方来源：一患者从《中医药报》摘集（日期、作者不详），自服疗效很好。我认为此方有独特之处，加减应用十余年，疗效颇佳，原无方名，我自称为"通络化瘀汤"。

（中医系七七级二班　邱进瑞）

12. 痛风饮

组成：杏仁 12g，苍术 12g，黄柏 15g，姜黄 15g，虎杖 15g，生地黄 15g，牡丹皮 15g，丹参 30g，地龙 12g，大黄 15g，延胡索 15g，川楝子 12g，五灵脂 12g，蒲黄 12g，甘草 10g。

用法：每日 1 剂水煎服。两周为 1 个疗程。

主治：痛风病（血分湿热瘀毒）。手足红肿疼痛，手足关节或局部红肿热痛，或有痛风石，或伴便秘，或便溏，脉滑或弦或紧，舌红苔白腻边尖有瘀点。

加减：病情严重者大黄可增至 20g；延胡索可增至 30g。热重者可加蒲公英 15g，金银花 15g，野菊花 12g；瘀重者可加水蛭 6g；湿重者可加泽泻 12g，猪苓 12g。服药期间忌食海鲜、辛辣，禁酒。

（中医系七七级一班　张安平）

13. 黄芪桂枝五物汤治疗血痹外感

一位患者，50 岁，感冒发热，浑身酸痛，头痛。虽感风寒，但用麻黄汤等药无效，小柴胡汤也无效。西医院怀疑风湿病等准备用激素。

求我诊治时，患者尚有外感症状，高热，咽腔充血，浑身疼痛，头痛不止，寸脉浮、关尺沉涩。诊为气血亏虚的外感，给予黄芪桂枝五物汤加减：黄芪、桂枝、当归、生白芍、细辛、白芷、葛根、秦艽、羌活、防风、荆芥、桔梗、牛膝、千里光、一枝黄花、银柴胡、甘草。1 剂药，4 小时后体温下降，浑身疼痛缓解。

黄芪桂枝五物汤本为治疗血痹之方，《素问·五脏生成》说：

"卧出而风吹之，血凝于肤者为痹。"人体虚，腠理开，风邪闭阻肌肤而发疾病。《素问·阴阳应象大论》曰："形不足者，温之以气，精不足，者补之以味。"血痹虽是形、气不足，血行涩滞，但究其因，是气虚感邪之后导致血行不利，所以用补气法活血，温煦法补虚，虽是外感，但外感者体质不同，所选方药也不同。临床征候变化多端，必审证求因，晓病性，明病机，定病位，运用经方，变专为通，信然投之，多获良效。

（中医系七七级五班　赵坤）

（二）痉证

1. 乌梅丸临床新用

乌梅丸出自汉代张仲景《伤寒论·趺蹶臂肿转筋狐疝蛔虫病脉证治》，由乌梅、细辛、黄连、附子、当归、黄柏、桂枝、人参、蜀椒等十味组成，具有安蛔止痛、调和寒热之作用。为蛔厥症的主治方。笔者根据"异病同治"之理，治疗内科杂病，其效甚佳，偶有心得，简述于后。

（1）痉病

陈某，男，12岁，于1988年8月4日因高热抽搐，呕吐3天，在我院传染科住院。经血常规、脑脊液检查，确诊为"乙型脑炎"。经治疗体温维持在37.5度左右，呕吐消失，但抽搐不减。后以乙脑后遗症出院。遂于1988年9月12日就诊于笔者处。

患儿表情淡漠，颈项强直，双上肢呈内收屈曲强直，紧握拳贴于胸前，双下肢呈强直性伸展。腱反射亢进，克氏征及巴宾斯基征均阳性，脉细弱，因不能张口，舌苔难辨。此乃病久，阴竭阳虚，寒热错杂，筋脉失养所致的痉病。投寒热并用之乌梅丸方加减：乌梅15g，细辛4g，干姜6g，党参10g，黄柏6g，制附片6g，黄连6g，僵蚕10g，蜈蚣3条，全蝎6g，伸筋草10g。每日1剂，水煎取药汁少量多次徐徐从口角灌入。

服药4剂后，患儿可张口，进药较易，又照上方8剂，颈部及四肢强直明显减轻。又以上方加石菖蒲12g，郁金12g，连服20天，患儿神志清醒，能下床由父母扶着在地上挪动脚步，纳食增加，咀嚼功能正常。但仍失语，又在原方基础上去黄柏、细辛，加莲子心15g，枸杞子10g，何首乌10g，连续用药30天，始能喊妈妈。为巩固疗效，用此方加减又调治半月，患儿语言恢复，可以自主活动，仅右下肢稍微有点跛。于1989年秋季又入学，智力较病前无明显差异。

体会：《素问·六节藏象论》曰："肝者，其华在爪，其主在筋。"该案把痉病纳入厥阴病的范围来考虑。乌梅丸是治疗厥阴病的主方，寒热并用，辛、苦、酸合为一方，与厥阴病寒热错杂、阴阳消长的特点颇相适应。痉病患者，指、趾不荣，挛急强直，角弓反张等，乃筋脉失养所致。故用乌梅丸补肝养筋，加全蝎、蜈蚣、僵蚕、石菖蒲、郁金等息风通络，醒脑开窍，使此病得以痊愈。

（2）顽固性呃逆

李某，女，35岁，1989年10月12日初诊。4个月前因宅基地与邻居争吵后，情志不畅，渐觉咽物梗阻，胃脘部及双肋胀痛不舒，呃逆不止，呃声洪亮，连续不断。舌质红苔薄白，脉弦细。辨证为肝气不舒，胃气失和之呃逆。初投旋覆代赭汤，又用丁香柿蒂汤之常法调治半月余，呃逆如故，肋痛稍减。做胸痛、胃镜及心电图检查均无发现异常。患者呃逆连作，急躁不安。余受叶天士对"肝木乘胃气"至咽者，随方加乌梅之治的启发，故改方试投乌梅丸加减：乌梅20g，细辛3g，附子5g，桂枝5g，黄连3g，党参15g，当归15g，川椒2g，干姜2g。每日1剂，水煎服。服2剂后，呃逆明显减轻，其他诸症亦好转。又守原方3剂，呃逆消失，他症亦除，至今无复发。

体会：此例呃逆日久，邪陷厥阴，故先用疏肝降逆之常方而不应，后用乌梅丸从敛肝着手，和胃生津，使气机调畅而呃逆痊愈。

（3）厥证

乔某，女，16岁，学生，1990年10月6日就诊。患者平时学习成绩较好，2个月前，因一次小考成绩较差，心情不畅，整日少言无语。于10月6日晨因和弟弟吵架后，突然昏仆，四肢厥逆，痉挛抽搐，汗出，心烦。发作时神志尚清，但呼之不应，伴眩晕、呕吐。舌质红，苔薄白，脉弦细，测血压120/80kPa，脉搏68次/分，心肺肝脾无异常。辨证为邪陷厥阴，寒热错杂之厥症。投乌梅丸加减：党参10g，制附片10g，半夏10g，茯苓10g，干姜6g，黄连6g，当归6g，川椒6g，黄柏6g，乌梅18g，石菖蒲12g，郁金12g。急煎顿服。服药1剂，厥逆痉挛消失，呼之则应，余症亦有改善。续服5剂，诸症悉除。随访2年，未见复发。

此例厥证，乃患者心情不畅，肝气不舒，日久邪陷厥阴，寒热错杂之症。故投用清温并举之乌梅丸方而获愈。

（中医系七七级五班　陈爱芝）

2. 加味芍药甘草汤治疗足腓抽筋

足腓抽筋即腓肠肌痉挛，是常见的临床症状，多种疾病均可引起，内科以大吐泻后和严重贫血等疾病常见。本文所治病例多见于中老年骨质退行性病变及骨质疏松等引起的足腓抽筋。

组成：白芍 30g，炙甘草 20g，宣木瓜 20g，牛膝 20g。

用法：水煎服 1 日 1 剂，分两服，每服 200mL。若欲防止复发，可将上述 4 味药物装胶囊长期服用，0.5g 胶囊，每次 6 粒，1 日 2 次。

功用：酸甘养阴，缓急舒挛。

主治：腓肠肌痉挛（小腿肚抽筋）。

体会：芍药甘草汤见于《伤寒论》第 29 条疗"脚挛急"之名方，二者酸甘化阴，养营柔筋。笔者在使用中常加入入肝益筋之木瓜和引药下行、补肝柔筋之牛膝（怀牛膝补肝肾、强筋骨作用好，川牛膝通利关节、活血通经作用强，证之临床，可酌情选用）。

笔者临证用本方治疗足腓抽筋近百例患者，每每收到缓解抽筋之实效。结合临床病情变化，也可以上方为基本方加减使用。但就其缓解足腓抽筋这一临床症状而言，用本方无须辨证，屡试皆效。

（中医系七七级三班　胡永固）

（三）痿证

治痿散

组成：马钱子。

用法：炒黄去毛去油研粉备用。每天 0.3g，分早晚两次口服，服 6 天后停药 4 天为 1 个疗程，可用 3 个疗程。

主治：（格林巴利综合征）肢体软弱无力，缓纵不收，舌质红，苔黄，脉细数。

注意事项：马钱子属大毒之品，临床应用必须审慎从事，防止中毒。

（中医系七七级五班　丁红战）

（四）腰痛

1. 胡氏"三针疗法"

记得读书时，临床针灸学课程上，邵经明老师介绍了"肩三针"治疗肩周炎的经验。毕业后进入医院，在多年的临床实践中，我借鉴邵老师的经验应用于临床，治疗了许多肩周疾病，每每获得较好疗效。思忖再三，其他关节疾病的治疗为何不可以邵老师的经验拓展思路发扬光大呢？经过 30 多年的针灸实践，不断摸索和总结，逐渐创立了"腕三针""踝三针""膝三针"和"腰三针"，用以治疗相应的疾病。姑且冒昧地命名为"胡氏三针疗法"。现简介如下。

（1）肩三针

取穴：肩髃（大肠经）、肩贞（小肠经）、肩前（经外穴）。用以治疗肩周疾病，特别是肩凝症，多采用泻法，给予强刺激，得气后留针 20 分钟；亦可同时配合电针用连续波。激发阳气，散寒除痹，解除疼痛及功能障碍。曾治疗一位中国使馆外交官，女，50 岁，患肩周炎十余年，双手不能上举过肩，疼痛异常，痛苦万分，严重影响工作和日常生活。也曾在欧美等国寻求多种方法治疗过，效果都不明显，疼痛依旧，手不能举。经用肩三针治疗，用泻法强刺激，并配合按压'中平'穴（此穴为近年发现的经外奇穴，位于足三里穴下 1.5 寸，胫骨外侧沿），重按 5 分钟，同时嘱其慢慢上抬患肢（右侧按左，左侧按右）。经过十次治疗后，疼痛明显减轻，已经可以手举过肩，能摸到对侧耳朵，梳头洗脸自如，恢复正常工作，喜形于色。

（2）腕三针

取穴：阳溪（大肠经）、阳池（三焦经）、阳谷（小肠经）。用以治疗腕关节综合征、网球肘等。采用补泻交替手法，亦可配合电针断续波刺激，以疏通经气，活络柔筋，解除酸麻及肌肉无力等症。病例：健身教练，女，37 岁，新西兰人。患腕关节综合征多年，双手腕无红肿热痛，只是酸麻无力，时有疼痛，难任重物。经朋友介绍来医疗队，求治于余。给予"腕三针"疗法先泻后补，交替而为，同时应用针灸治疗仪断续波治疗。半个月后，疼痛消失，可提 50 公斤重物。盛赞中国针灸为神针。

（3）踝三针

取穴：商丘（脾经）、解溪（胃经）、丘墟（胆经）。用以治疗踝关节软组织损伤。踝关节损伤多为单侧，扭伤后瘀血停滞，功能障碍，行走疼痛。多采用急泻缓补手法，对于慢性者可以加用红外线热疗仪照射。该法的功能主要是散瘀消肿止痛。在瓦图阿努国曾碰到一位足球运动员，尼日利亚人，男，25 岁，一次比赛时扭伤右侧踝部。查局部红肿热疼，足难行走，功能障碍。经人扶至医院针灸科。急用冷水浸泡患足 30 分钟，然后用踝三针治疗，一次减轻，三次而瘥。

（4）膝三针

取穴：梁丘（胃经）、血海（脾经）、膝眼（经外双穴）。用以治疗膝关节炎，中医谓之'鹤膝风'。以泻法为主，同时可加用'神灯'热疗。达到活血止痛、恢复功能活动之目的。曾治疗当地一老妇人，68 岁，双膝关节疼痛多年，行走艰难。入住医院外科病房，邀余会诊。查双膝关节肿大，按之疼痛加甚，不能下地行走，血沉、类风湿因子及抗'O'均在正常范围之内。嘱其停用西药，用针刺上述三针四穴，同时应用神灯照射。经两周治疗后，疼痛减轻大半，可以下地缓行。但膝关节已经变形，难以恢复原状。

（5）腰三针

取穴：腰阳关（督脉）、腰眼（经外双穴）、委中（膀胱经双穴）。用以治疗各种腰痛（包括腰椎骨质增生、腰椎间盘突出症）及急性腰扭伤。采用泻法，得气后留针 15 分钟。亦可委中（双）放血疗法，每穴放血至少 1mL 以上方能见效，尤其对急性者效果最佳。重者还可以加手背腰痛穴（经外奇穴）。曾治疗一驻外工作患者，男，42 岁，急性腰扭伤，腰部疼痛难忍，不能转侧，痛苦呻吟，已经准备回国治疗。听说中国医疗队有针灸医生，抱着一试的心理请我到驻地为其治疗。此时发病已经 3 天，我采用委中放血疗法，双侧刺血放出乌黑瘀血约 5mL，然后采取上法强刺激，得气后留针 15 分钟；同时针刺左手腰痛穴，边捻针边嘱其慢慢坐起，再站立，左右扭动腰部，反复多次，慢慢地可以直立了。晚饭时，他高兴地说："这是三天来第一次站直了腰杆，我要为你敬酒三杯。"经过 1 周治疗后，一切恢复正常。自此，我们成为莫逆之交。

（中医系七七级六班　胡善家）

2. 疼痛诊治经验方举隅

疼痛患者，其病机大多为气机瘀阻，寒湿凝滞等。久病之人，又会导致气机不畅，气血亏虚，肾气亏虚。故于临床上，万不可一味活血止痛，应灵活运用，方可收功。

（1）止痛方1

组成：炙黄芪40g，全当归20g，三七参10g，透骨草20g，石楠藤20g，络石藤20g，海风藤20g，川木瓜15g，怀牛膝15g，刘寄奴15g，徐长卿15g，补骨脂20g，肉苁蓉20g，白芍20g，乌药10g，延胡索10g。

病案举例：李某，男，76岁，南阳市委退休干部。2017年6月赴沙特旅游，因道路颠簸，致第4、5腰椎压缩性骨折。回国后经多方医治，疼痛不止，整日卧床，强迫体位。因与我熟识，邀余诊治。开上方6剂内服，并嘱药渣勿弃，以塑料单垫于床上热敷。3天后疼已大解，可下地活动。半月后基本痊愈。

疼痛患者，尤其是老年人和久病患者，均会导致气血亏虚，气机不畅，肾气亏虚，故不可一味止痛，在活络止痛的基础上，补养气血，温经补肾，方为正途。此方我依据症情加减，应用于许多骨病及各种疼痛患者，大多数都得以缓解。近又用此方配火山灰做成泥灸制品，局部用药，疗效颇佳。

（2）止痛方2

组成：柴胡20g，黄芩15g，白芍20g，延胡索12g，川楝子12g，五灵脂12g，生蒲黄12g，甘草10g。

病案一：王某，男，54岁，唐河县人，农民。以胸胁疼痛不解1日为主诉，住某医院急诊室。邀余会诊时已住院三日，西药多方治疗无效。查患者眼红面赤，表情痛苦，呼吸受限，因疼痛多日不能进食。诊断为肋间神经痛。脉紧而滑，舌红苔黄，问诊有生气病史。遂投以上方2剂，服后疼止出院。胸胁为肝胆分野，患者郁怒伤肝，郁热阻逆肝胆，气机瘀阻而胸胁疼痛不止。上方以柴胡、黄芩清少阳经腑之郁热，白芍疏肝柔肝，金铃子散理气止痛，失笑散活血止痛，诸药合用而收功。

病案二：张某，男，92岁，新野县人，农民。患者素体康健，虽九十有余，尚可下地干活。2012年夏季，下地劳动后，回家吃冷饭一碗，当夜即腹痛难忍，小腹坚硬。当地医院治疗无效，转河南油田医院，治疗亦无效。怀疑腹部肿瘤，遂又转南阳市肿瘤医院，排除肿瘤后治疗近十天，时轻时重，又转回河南油田医院，治疗无效，邀余诊治。查腹痛仍在，时好时痛，少腹稍硬拒按，脉滑紧，舌红苔黄腻。此为阳明腹症未解，且迁延时日已久，气机瘀阻，郁瘀并存。投上方两剂，加大黄10g，厚朴10g，枳实10g。服后腹内肠鸣，大便数次，遂告愈。家属誉为良方。此公今年近百岁仍健在。

（中医系七七级六班　包飞建）

第二章　皮肤科病证

一、变态反应性疾病

（一）荨麻疹等

1. 脱敏方治疗各种过敏性疾病

组成：麻黄 9g，细辛 5g，乌梅 9g，黄芩 12g，金银花 15g，甘草 10g。

用法：每日 1 剂，水煎服。

加减：临床上过敏症有多种表现，可以以本方为主，通过加减进行治疗。过敏性鼻炎，五官黏膜奇痒、流清涕、喷嚏连连，加苍耳子、辛夷、鹅不食草。荨麻疹，起斑块、丘疹，斑块发白或红，瘙痒加地肤子、白鲜皮、荆芥、防风、蒲公英、紫花地丁。划痕症，加丹参、丹皮、当归、红花。化道过敏，食用海鲜、蛋白或者其他食品引起腹痛、泄泻，属于过敏者，加茯苓、桂枝、白术。日光性皮炎，皮肤颜色较红，有红斑，加连翘、大青叶。如有水泡、渗出时，再加茯苓皮、泽泻、车前子、地肤子。

功用：调节气机升降开阖，调和阴阳寒热，调理气血营卫。

主治：过敏性疾病，包括过敏性鼻炎、荨麻疹、划痕症、消化道过敏、日光性皮炎。

体会：本方是酸苦甘辛淡，五味俱全的方子，具有调和的功能。过敏反应又称变态反应，是指抗原所致的免疫应激反应导致的组织损伤，抗原可分为内源性和外源性两种，此免疫应答过程有细胞或体液等免疫途径的参与。变态反应性疾病涉及耳鼻喉、呼吸、消化、皮肤等多个相关临床学科，西医学认为其发病不仅受内在遗传因素的影响，饮食、环境、气候等多种外在因素的作用也不容忽视。

脱敏方是采用频数分析法，并依据多年治疗鼻鼽的临床经验而自拟的方剂，由麻黄、细辛、乌梅、黄芩、金银花、甘草等六味药组成，有调理人体气血营卫，调节气机升降开阖，调和阴阳寒热之功，治疗以反复发作的鼻炎、荨麻疹、划痕症、日光性皮炎，以及消化道的过敏性疾病等，依据病情辨病辨证加减，疗效显著。

过敏是人体气机升降开阖失常，阴阳寒热失衡，气血营卫失和，易感外邪，与太阳和太阴、少阴等经有密切关系，该方将调理人体气血营卫、调节气机升降开阖、调和阴阳寒热等作用融为一体，使机体升降相因、开阖相济、阴阳相配、寒热平调、营卫相和、气血充沛，从而收到抗外邪、祛内邪的目的。临床应用中，依据病情辨证加减论治，可以达到满意的疗效。

脱敏方中麻黄辛温升散，主入肺经，长于宣散在表的邪气，祛寒利气；细辛芳香走窜，主入少阴经，善祛内在寒邪，两药合用，集运阳、散阳于一役。少阴经表证中正气虽能抗邪，但发汗不宜太过。细辛既补充了麻黄量少发汗力小的不足，达到发汗的目的，又收到温阳的效果。合用黄芩、金银花等性寒下行之品，升降有序，使气机上通下达；同时制约麻黄细辛的温性，使温阳不助热，清热不伤阳，达到寒热平衡。乌梅酸涩，益阴、敛营，与麻黄相配，散收相伍，使散中有敛，散而不伤正，同时还可兼顾调营和卫之功。甘草性平味甘，补脾胃，建中州，匡扶正气，调和诸药。

本方能够调节气机升降开阖，调和阴阳寒热，调理气血营卫。实验室研究中，脱敏方可改善变态反应性鼻炎（AR）豚鼠的抓鼻、流清涕、频发喷嚏症状。降低 AR 豚鼠血清中 IgE、组氨酸（HIS）含量。改善 AR 豚鼠鼻黏膜、肺组织结构，表明该方对 AR 豚鼠的鼻黏膜、肺组织有保护和修复作用。能够抑制 IgE 的合成和释放，减少 HIS、白介素 -4（IL-4）、前列腺素等过敏介质的产生，降低毛细血管通透性，中和变应原等。麻黄、细辛配伍黄芩、乌梅、金银花、甘草，以全面调节人体的内环境，通过调节人体免疫功能，增强免疫力，降低机体对变应原的易感性，对抗炎性因子对鼻黏膜的刺激，同时对已经形成的鼻黏膜病变有减轻水肿、减少炎细胞浸润等组织修复作用，从而有效缓解鼻痒、喷嚏、流清涕等不适，恢复健康状态。

脱敏方和扑尔敏虽然疗效相当，但综合比较，中药有不可替代的优势。扑尔敏虽然起效快，服用方便，但有困倦嗜睡、口渴、出血倾向等副作用，且久用易产生耐药性。而中药除服用不便外，可从根本上治疗过敏，疗效稳定，安全，无扑尔敏的弊端。

（中医系七七级三班　梁华龙）

2. 消风止痒汤

组成：浮萍 30g，剌蒺藜 15g，炒苍耳子 9g，徐长卿 15g，川芎 9g，当归 15g，蚤休 9g，防风 10g，地肤子 20g，甘草 6g。

用法：每日 1 剂，水煎服。

主治：急慢性荨麻疹，各种瘙痒症。症见皮肤红色疹团，或皮疹隐隐，此起彼伏，瘙痒难忍，越抓越痒，夜不能寐。

体会：应用此方，急性者 5 天见效，半月可愈。慢性者半月见效，1～2 个月痊愈。也可根据患者情况随症加减，便秘者加大黄，阴虚者加北沙参、玄参、麦冬。阳虚加桂枝。口渴加天花粉。瘀血明显者加红花、桃仁等。

该方多次使用，疗效甚佳，胜过西药糖皮质激素及抗过敏药物，痊愈后停药不复发。

（中医系七七级六班　杨新生）

3. 四藤饮加多皮饮治疗慢性荨麻疹

组成：天仙藤 15～30g，钩藤 15～30g，鸡血藤 15～30g，夜交藤 15～30g，防风 10g，蝉蜕 10g，牛蒡子 10g，五加皮 15g，白鲜皮 15g，桑白皮 15g，陈皮 6g，大腹皮 10g，砂仁 6g，甘草 6g。

用法：水煎服，每日 1 剂，分 2 次温服。

功用：疏风清热。

主治：慢性荨麻疹。

体会：刚毕业两年时，有幸到北京中医医院皮肤科进修，师从中医外科大师赵炳南的得意门生张志礼、秦汉琨、唐整等中西医结合皮肤病专家。进修学习使我终身受益。本方子是 30 余年临床实践中总结的行之有效的皮肤科常见病方子。

（中医系七七级五班　孟丽）

（二）湿疹

1. 除湿止痒方治疗急性湿疹

组成：龙胆草 12g，黄芩 15g，大青叶 30g，板蓝根 30g，薏仁 30g，苦参 10～15g，地肤子 15g，蛇床子 15g，桑枝 10g，炒蒺藜 15g，车前草 15g，泽泻 15g，滑石粉 20g，川牛膝 15g，砂仁 6g，甘草 6g。

用法：水煎服，每日 1 剂，分 2 次温服。

主治：急性湿疹。

个人体会：本方治疗急性湿疹多获良效。

（中医系七七级五班　孟丽）

2. 参苓白术散合萆薢渗湿汤治疗亚急性湿疹

组成：薏苡仁 30g，白术 15g，萆薢 15g，茯苓 15g，猪苓 20g，滑石 20g，苦参 10g，车前草 15g，泽泻 15g，砂仁 6g，甘草 6g。

用法：水煎服，每日 1 剂，分 2 次温服。

主治：亚急性湿疹。

体会：屡用屡效。

（中医系七七级五班　孟丽）

3. 全蝎汤治疗慢性湿疹、老年皮肤瘙痒、神经性皮炎

组成：威灵仙 15g，全蝎 6～10g，当归 12g，鸡血藤 30g，桑枝 10g，炒蒺藜 15g，地龙 10～15g，车前草 15g，滑石 20g，砂仁 6g，甘草 6g。

用法：水煎服，每日 1 剂，分 2 次温服。

主治：慢性湿疹、老年皮肤瘙痒、神经性皮炎。

体会：多获良效。

（中医系七七级五班　孟丽）

（三）汗疱疹

汗疱疹——甘草、地骨皮

组成：甘草 10～20g，地骨皮 10～20g。

用法：取温水 500～1000mL（以药液超过病损部位为度），温浸药物 30 分钟，水煎 20 分钟，待温度适宜后浸泡病损部位即可。每天 1～2 次，每次 30 分钟左右。

体会：汗疱疹是皮肤湿疹的一种，又称出汗不良湿疹，多见青少年。对称性的发生于手或脚的侧面，因其发生的部位在手足汗腺发达的地方，以水泡为主要的表现，故命名为汗疱疹。

现今证实汗疱疹与汗腺、流汗等因素无关，而与精神紧张、真菌感染及变态反应等因素有密切关系，夏季多见。其临床表现为表皮深处小水疱，粟粒至米粒大小，略高出皮肤表面，对称发生于掌跖及指（趾）侧，并可反复发生，伴不同程度的灼热及瘙痒，常连续数年。重者可因脱皮而发生感染。

中医认为脾虚湿盛或阴虚血热是导致汗疱疹发生的主要因

素。西医治疗多以口服维生素 E、维生素 B、扑尔敏、谷维素，外用尿素软膏和派瑞松进行治疗。

本药对组方简单，实属简、便、易、廉，对汗疱疹有确切疗效。

（中医系七七级三班　丁铁岭）

二、红斑丘疹鳞屑性皮肤病

凉血活血方治疗寻常型进行期银屑病

组成：丹参20g，牡丹皮15g，生地黄20g，归12g，土茯苓30g，白花蛇舌草30g，茜草15g，蜂房10g，紫草15g，重楼10g，山楂10g，甘草6g。

用法：水煎服，每日1剂，分2次温服。

主治：寻常型进行期银屑病。

体会：多获良效。

（中医系七七级五班　孟丽）

三、神经障碍性皮肤病

（一）皮肤瘙痒症

1. 自拟"活血消风散"治疗顽固性皮肤瘙痒症

组成：当归12g，赤芍12g，川芎15g，桃仁10g，红花10g，荆芥12g，蝉蜕12g，防风12g，苍术12g，地肤子15g，苦参 10g，白僵蚕 15g。

用法：每日 1 剂，水煎服。

加减：湿重明显者加薏苡仁 30g，藿香 12g，厚朴 12g；伴有阴虚火旺者加知母 12g，地骨皮 12g，生地黄 15g；血虚化燥者减桃仁、红花，加熟地黄 20g，阿胶 10g（烊化）；血热者加玄参 20g，牡丹皮 12g；伴有肝郁气滞明显者加柴胡 12g，白芍 12g，陈皮 10g，甘草 12g；血风疮、牛皮癣可加白鲜皮 20g，白蒺藜 20g；玫瑰糠疹加紫草 30g，牡丹皮 20g。

功用：养血活血，疏风清热。

主治：过敏性荨麻疹、风疹、湿疹、皮肤干燥症、玫瑰糠疹、疮癣等疾病所致的皮肤瘙痒。

体会：皮肤瘙痒症可见于过敏性荨麻疹、风疹、湿疹、皮肤干燥症、玫瑰糠疹、疮癣等，大多反复发作，顽固难愈。本人在临床中参照《太平惠民和剂局方》和《医宗金鉴》中所载的"消风散"方，结合"治风先活血，血行风自灭"的古训，将两方裁摘合用，并着重加强活血化瘀药物的应用，屡收意外疗效，尤其对女性更年期出现的皮肤瘙痒症疗效甚佳。

顽固性皮肤瘙痒症虽责之于风邪致病，但与"六淫""七情"所伤皆有关联，或合湿邪，或裹热蕴，或化燥伤阴，久之导致气血失调，营卫失和，经脉瘀阻，乃生皮肤痼疾，缠绵难愈。本人在经典方剂的基础上，重以活血通络药物的应用，故而应验古人"治风先活血"之说。尤其对女性患者，应根据月经情况随症加减应用，一般经前宜配合疏肝理气药物的应用，常合"丹栀逍遥散"；经后宜调补肝肾，常合左归丸；经期则宜顺势利导，加强活血化瘀药物的运用。对更年期患者，则在上方的基础上注重益气养阴，清热润燥，调补肝肾。

（中医系七七级二班　赵纯）

2. 老年皮肤瘙痒症验方

组成：黄芪 15g，何首乌 15g，生地黄 15g，白蒺藜 15g，浮萍 12g，当归 10g，赤芍 10g，荆芥 10g，防风 10g，胡麻仁 10g，木通 10g，苦参 10g，苍术 10g，川芎 6g，牵牛子 6g，甘草 6g。

用法：每日 1 剂，水煎服。

功用：清热燥湿，养血息风。

主治：老年性皮肤瘙痒症。

加减：若病程较长，皮肤上留有暗红色印痕者，加桃仁 10g，红花 5g，三七 5g；伴有头晕者，加鸡血藤 15g，天麻 10g；皮肤干燥开裂者，加龟胶 1～2g，阿胶 1～2g，鹿胶 0.5～2g；妇女阴痒者，加贯众 10g。

体会：老年皮肤瘙痒非常多，尤其是春夏之交，秋冬之交，气候干燥季节。中医把它归结于风，风"善行数变"，而皮肤瘙痒，证无定处，时好时发，符合风的特点。风有两种，一种外风，即外来之风。有些人每当季节更替，气候变化时，或出门一遇到冷空气，皮肤即起疙瘩而瘙痒。西医称作是皮肤过敏或荨麻疹。中医当作外风治疗。一种是内风。即由内在因素而生的风。老年性皮肤瘙痒，中医一般归结于"血虚生风，血热生风"两类。均与老年人阴血亏虚、津液不足有关，两者不能截然分开。血虚、血热引起瘙痒的特点：夜间比白天痒，越搔越痒，搔之起小红点，或一条条血痕，但不起大疙瘩。

本方是在养血名方四物汤的基础上，加何首乌、胡麻仁，以滋养肝肾之阴；加黄芪、浮萍益肺气而固卫，润肌肤而养营，宣散风邪；加荆芥、防风、白蒺藜祛风止痒；加苍术、苦参、木通、牵牛子，燥湿消积；加甘草调和诸药。

本方治疗老年皮肤瘙痒疗效卓著。但一般需服 7 剂以上，才能有效。中医有句名言"治风先活血，血行风自灭"。本方即以养血，活血为主要治疗宗旨，但"有形之血不能速生"。故服用时间需较长。

（中医系七七级四班　秦克枫）

（二）神经性皮炎

升发清阳散治疗神经性皮炎

组成：菟丝子 250g，芜蔚子 250g，谷子 250g，王不留行 250g。

用法：四种药物分别进行清洗，浸泡 10 个小时，置放于竹筐纱布覆盖每天淋水两次，一到三天后，在刚刚萌芽的时候用搅拌机打成糊状，用风扇在 24 小时内吹干，或者用低温干燥的方法更好。把四种干燥的药物混合后再粉碎一下，制备完成。每日服两次，每次 5g。

体会：本方同时运用了药物本身的药性和种子发芽时产生的生长激素。在服用第 1 周时会出现"春困"的症状，总想打瞌睡，继续服用就没有这种症状了。用来治疗神经性皮炎有特效。治疗神经性皮炎的前半个月皮损会稍有加重，随后皮损就会逐渐减轻，一至两个月临床治愈。

本方升发清阳，可用于调节身体机能状态，比如：运动员赛前一两个月开始服用就有望提高成绩；还可用于多种疾病的修复、调养和治疗，肝郁气滞导致的各种良性肿块；还可以用于儿童身体增高。

升发清阳的过程会损耗机体正气，故体虚之人不宜久服。

（中医系七七级一班　庄建西）

四、皮肤附属器疾病

（一）痤疮

1. 化瘀消痤汤

组成：当归15g，红花10g，郁金15g，赤芍12g，白术10g，茯苓15g，半夏10g，黄连6g，金银花15g，皂角刺10g，白芷15g，枳实10g，牡丹皮10g，大黄6g，蝉蜕3g，甘草6g。

用法：日1剂，水煎服。

加减：热毒炽盛加蒲公英、紫花地丁各20g～30g；湿邪内蕴加薏苡仁30g，苍术15g；血瘀阻络加桃仁10g，川芎10g；局部结节加浙贝母10g，穿山甲5g。

功用：清热解毒，化瘀散结，消肿消痤。

主治：适用于痤疮的寻常型、化脓型、囊肿型、结节型等。

（中医系七七级五班　陈传民）

2. 消痤酊

组成：当归10g，红花10g，黄连10g，大黄20g，栀子15g，百部15g，乳香10g，没药10g，皂角刺12g，甘草10g。

用法：将上方药物制成粗粉，加 95% 酒精 600mL，浸泡三天后滤出，再加蒸馏水调制成 70% 的酒精含量，以备外用。每日 2～3 次，局部涂抹。

功用：清热解毒，消肿散结，化瘀消痤。

主治：适用于痤疮的初期、红肿热痛期、化脓期。

体会：对于皮肤来说，每个痤疮都相当于一颗"地雷"，化脓时相当于地雷爆炸。结节、囊肿相当于特殊型"地雷"。早期扫除地雷，内服加外用药，皮肤恢复如初；化脓期扫除爆炸的"地雷"，及时使用外用药物，皮肤基本不留疤痕；结节囊肿型地雷清扫后加外用药物，减少疤痕及色斑形成。中医经典名言"菀陈则除之"，对于痤疮的治疗，是外治法的主要治则。"陈氏扫雷法"根据此法则而制定。新的痤疮治疗专业工具"打痤异型钳""痤疮治疗仪"正在研发。

（中医系七七级五班　陈传民）

3. 生肌愈皮膏

组成：黄连 30g，黄芩 20g，乳香 15g，没药 15g，蛋黄 40g，栀子 20g，黄蜡适量。

用法：方中药物制成小块儿，加纯麻油 500mL，浸泡 3 天，将油加热至药物枯黄，去除药渣，加入黄蜡，冷却即成。每日 2～3 次，局部涂抹，药物厚度 0.2～0.4mm。

功用：解毒消肿，化瘀生肌，促皮愈合，防疤防斑。

主治：适用于寻常型、化脓型、囊肿型、结节型等各型痤疮的中后期。

（中医系七七级五班　陈传民）

4. 痤疮散

组成：生地黄 15g，玄参 15g，丹皮 15g，丹参 15g，地龙 12g，当归尾 12g，赤芍 15g，金银花 12g，野菊花 12g，蒲公英 15g，紫花地丁 15g，地肤子 30g，白鲜皮 15g，蛇床子 12g，蝉蜕 6g，甘草 10g。

用法：每日 1 剂，水煎服，1 周为 1 个疗程。

功用：凉血活血，疏风清热。

主治：痤疮。色红，瘙痒，或有脓点。面部痤疮，红肿，瘙痒，或有脓点。或伴便秘，尿黄赤。女性会有月经量少，色暗有瘀块，或乳房胀刺。脉滑数，或细数，或涩，舌红、苔腻、边尖有瘀点。其病机为血分湿热瘀结。

加减：痤疮有脓水，疼痛，便秘者，可加大黄 15g；女性月经量少有瘀块，或乳房胀痛者，可加乳香 10g，没药 10g；瘙痒甚者，可加白僵蚕 12g。服药期间忌食海鲜、辛辣，禁酒。

（中医系七七级一班　张安平）

5. 疔疮与"高粱之'变'"

《黄帝内经》尽管论述的有天文、地理、人事，须知这些都是为论述医理服务的，即"善言天者，必有验于人"，不管文理、哲理怎么通，关键是要医理通，为临床服务，即从医理来确定文义。

"高粱之变，足生大丁，受如持虚"，这句经文，古今以来，许多人在文理上下了不少功夫，"高"是"膏"之意，"粱"是"粱"之意，最终大体意思是，过食肥甘厚味，就容易产生疮疡的病变，这样文理上确实无问题，并且在临床中、生活中好像有很强的指导作用，告诫人们不能过食肥甘厚味，比如糖尿病，大多是因为过食肥甘厚味而造成的，糖尿病进一步发展最终可形成疮疡。但是，我们知道现在生活条件提高了，经常食用肥甘厚味了，但得疮疡的情况并不多见。此句文理上好像无问题，医理也有解释，但结合生活、结合临床其价值并不大，即医理意义不大。须知《黄帝内经》在生活保健、临床治疗方面是十分强的指导意义。笔者认为本句经文的关键在于对"变"的理解。以前囿于"病变"来理解，其实可这里当作食物"变质"来理解，特别是肥甘厚味的变质，不新鲜，甚至有哈喇味，但还没有腐败到恶臭难闻的地步，即此时弃之可惜，通过烹调可掩盖其哈喇味，这样"之变"，越是肥甘厚味越易产生疔疮。街上饭店的饭菜看着油腻肥口，其实就有许多"高粱之变"。有些人在外面吃饭易在口周围产生类似痤疮的疔疮，临证中见之早餐过后，下午口周即发生疔疮，方忆起那家早餐店有爱用地沟油做食品之传闻。临床上见到有年已过四五十岁，面部尤其口周围有类似青春蕾者，提示我们非青春蕾，而是食用了已变质的食物，此食物膏质越强，导致类似青春蕾的疔疮就愈发严重。

（中医系七七级五班　　周发祥）

（二）斑秃

1. 斑秃脂溢性脱发外洗验方

组成：鲜侧柏叶200g（洗净），红小尖椒1个（撕开），生姜60g（切片）。

用法：兑水适量，煎熬15分钟后，放温洗头。每日1次。

用 3 日再换新药。单纯斑秃患者可配搽剂，每次洗好头后用来擦拭患处。

外搽方：毛姜 60g，红花 20g，生姜汁 100g，50 度以上白酒 1000mL 浸泡 7 日。1 日 3 ～ 5 次外搽即可。一般坚持 1 个月左右可见效。

这类疾病多有脏腑气血失调内因，所以，须在治疗早期，配合辨证施治，对症服用内服药。内服加外洗，标本兼治效果更好。

（中医系七七级四班　李秉涛）

2. 脱发验方

组成： 当归 30g，红花 20g。

用法： 水煎服，每日 1 剂，连服 20 天。便溏体质，当归酌减，同时加党参 15 ～ 30g 煎服。

功用： 养血活血。

主治： 脂溢性脱发。

体会： 脱发，本乃寻常现象，或病或不病也。但有无病独脱发之甚者，辄云头发糟了一般，动之即掉，成把成缕，看着心疼，不敢洗头，盆中一厚层，敢情要脱光不成！尤其有伴头皮奇痒者，搔之不已，必以尖利梳子稍解。一日不洗则痒作，敢有三日，痒之难忍，必急急洗之而罢休。

此二味尽管煎服，不到 1 个月，发不脱，头痒止。且生光泽，面色转润。更兼斑秃者，服后同功。只是须长服一至三月甫可。

当归不苦，红花略甜。两药入口，酷若饮料。是治病，也是保健。治此愈彼，治彼愈此。获益于无形之间，中药其灵，奥之妙之，不知不觉中疾已除也。

（中医系七七级四班　黄兴旗）

3. 桑乌生发饮治疗脱发

组成：桑白皮 30g，何首乌 30g，天麻 6g，羌活 9g，茵陈 15g，补骨脂 30g，白术 15g，山药 30g，薏苡仁 30g，桑椹 12g，川芎 6g，砂仁 6g，甘草 6g。

用法：水煎服，每日 1 剂，分 2 次温服。

主治：脱发。

体会：多获良效。

（中医系七七级五班　孟丽）

五、病毒感染性皮肤病

（一）蛇串疮（带状疱疹）

中药内外兼治带状疱疹

组成：

内服药：金银花 30g，连翘 30g，半夏 15g，赤芍 15g，黄连 12g，白芷 15g，马齿苋 30g，板蓝根 30g，生地黄 15g，云苓 15g，苍术 15g，甘草 6g。

外用药：黄连 5g，生半夏 5g，生天南星 5g，苍术 5g，白芷 5g，冰片 3g。

用法：内服药每日 1 剂，水煎服。外用药共为细面，如疱疹未破用醋调外涂，疱疹破裂用香油调外涂。

体会：带状疱疹是疱疹病毒所致，西医治疗以抗病毒为主。而中医认为是由湿热毒邪所致，治疗应清热解毒利湿，且要内外同治。

本人近 30 年来运用中药内外兼治，收到很好的疗效，采用内外同治，一般 5 ～ 7 天可愈。

（中医系七七级一班　李争鸣）

（二）疣

镇肝除疣汤

组成：代赭石 30g，珍珠母 15g，牛膝 12g，巴戟天 12g，杜仲 12g，桑寄生 15g，天冬 15g，茵陈 15g，白芍 15g。

用法：每日 1 剂，水煎服。一般服用 7 ～ 10 天可以自行脱落。

主治：刺瘊、脚垫。

按语：本方源自《河南中医》一篇临床报道。本人给父亲服用镇肝熄风汤治疗高血压中风病，意外发现多年的脚垫自行脱落了！随后加减用之于临床很有效。

（中医系七七级一班　庄建西）

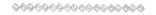

六、真菌感染性皮肤病

1. 藿黄治癣汤

组成：黄精 30g，藿香 15g，防风 12g，苍术 15g，北沙参 15g，天冬 15g，生地黄 12g，玉竹 12g。

用法：每日 1 剂，水煎服。

主治：手癣，足癣，各种霉菌感染疾病。

体会：本方见于一篇治疗霉菌性阴道炎的报道。原方叫"藿黄合剂"，我加上几味养阴的药用于治疗各种霉菌感染效果不错。具有补益养阴祛病的特点。对于糖尿病兼有手、脚癣的患者可以和黄芪四妙勇安汤一起用。

（中医系七七级一班　庄建西）

2. 灰指甲验方

灰指（趾）甲是一种真菌感染的慢性疾病，主要表现为爪甲变色、变厚、变脆，失去光泽，容易相互感染。不仅失去正常功能，而且不雅观，治疗困难。

组成：当归 15g，赤芍 30g，桃仁 15g，红花 15g，川芎 15g，白鲜皮 30g，蛇床子 30g，蝉蜕 10g，花椒 10g，百部 15g。

用法：每剂药放一大容器内加白醋 2000mL，浸泡 2 周，过滤去渣备用。每次取适量药醋液浸泡病变指（趾）甲，以完全浸没病甲为度，每次浸泡 2 小时，每日 2 次，疗程 2 个月。

功用：活血化瘀，祛风通络，燥湿杀虫。

主治：各型甲癣。

注意事项：甲癣是一顽疾，治愈后仍需坚持应用1个疗程，以防复发。

（中医系七七级四班　李新德）

七、细菌感染性皮肤病

1. 一服立消汤治疗疮疡阳证

组成：金银花120g，蒲公英30g，当归60g，玄参30g。

用法：以水2500mL，煎取500mL，饭前顿服。

功用：消散红肿、痈毒、疔疖，及高肿疼痛，极效；一服立消，已溃者即敛，空心服1剂，尽化为乌有矣。

主治：（腹股沟痈、肛周围脓肿、急性乳腺炎等）红肿热痛，辨证为疮疡阳证。

注意事项："如平塌、麻木、色白之症不可用"，"切勿嫌弃药料之重，减去分两，则功亦减半矣"。

体会：大学三四年级时曾被多发性疖肿困扰1年有余，有时两三个疖肿同时发作，此起彼伏，痛苦不堪。因此荣幸地被同学们推荐为中医外科的课代表，对疮疡知识的学习特别留意。《外科正宗》《医宗金鉴·外科心法要诀》曾反复阅读。在浏览《串雅内编》时发现这个方子而记忆深刻。自毕业实习治疗第一例腹股沟痈开始，后分别治疗腹股沟痈、肛周围脓肿、急性乳腺炎等（所有病例都有红肿热痛，辨证为疮疡阳证）十余例，无一例失手，基本都是1剂药解决，不用西药。个别病例，原量1剂见效后，或应患者要求，为巩固疗效，减半量再服3剂。因未专于外科，病例不多，也未因此成名。此方相继传授多位初学者，因原方没有名字，我都称之为"一服立消汤"。歌曰："玄参蒲公英一， 四银二两归，一服立消汤，痈疽奏功奇。"

（中医系七七级六班　王国彦）

2. 指疗验方

取鲜猪苦胆一个，把 3 到 6g 冰片放入猪胆囊内的胆汁中，患指放入猪胆囊内，然后用缝衣线在猪胆囊入口处松紧适度缠绕固定好。1 周到 10 天，患指肿消痛止，康复如初。

有人用这个方子，如果没有买到冰片，就用樟脑代替，也有疗效。鲜猪苦胆，城市见不到，现在农村还会有。

我五六岁那年，左食指患指疗疮，热、胀、痛，几位长者说，要化脓了。母亲急忙在村里多方打听，才淘到这个方子，居然疗效还特好。

（中医系七七级四班　张跃传）

3. 紫草苦参汤治疗脓窝疮

组成：紫草 15g，苦参 15g，苍术 15g，白鲜皮 15g，黄连 10g，地肤子 15g，蛇床子 15g，赤芍 15g，当归 15g，甘草 6g。

功用：清热解毒，凉血活血。

主治：脓窝疮（脓疱疮）。

体会：脓窝疮又名脓疱疮，由湿热蕴蒸皮肤而成，或因湿疹、痱子等感染所致，好发于颜面、手臂、小腿等处，初起红斑或小疱，旋即变成黄豆大之水疱，渐成脓疱，疱周红赤，疱壁较厚，破后凹陷成窝，干燥结痂，有的可反复发作，经久不愈，可伴有发热、口渴、患处瘙痒或微痛等症状，治宜利湿清热解毒，佐以凉血活血。

（中医系七七级六班　屈振廷）

4. "仙方活命饮"治疗疮疡

这里所说的疮疡，是指以红肿热痛为特征的阳性疮疡。一般在临床上是根据面积的大小而定的，小的称为"疖"，大的称为"痈"。其发病机理和治疗方法大同小异。本人根据多年实践，用"仙方活命饮"加减治疗此类疾病，效果颇佳。将其体会录下，以飨同道。

"仙方活命饮"一方出自《医宗金鉴》，曰："此方治一切痈疽，不论阴阳疮毒，未成者即消，已成者即溃。化脓生肌，散瘀消肿，乃疮疡之圣药。诚外科之首方也。"

组成：穿山甲、皂角刺、当归尾、甘草、金银花、赤芍、乳香、没药、天花粉、防风、贝母、白芷、陈皮。

用法：以上方药，每日1剂，水煎服。药物用量，根据患者的性别、年龄、发病季节、体质情况，酌情而定。

功用：清热散风，行瘀活血，化腐生肌。

主治：一切痈疽肿毒、溃疡等。

加减：①初期，去穿山甲、皂角刺，加连翘、蒲公英、紫花地丁；有怕冷发热者，加柴胡、黄芩；疼痛明显者，加大乳香、没药用量；若病患在上肢者加桂枝，若病患在下肢者加牛膝。②中期：合并透脓散加减，即"仙方活命饮"加生黄芪、川芎。若口苦口渴者，加牡丹皮、生地黄；大便干结者，加大黄（后下）。③后期：合并当归补血汤或八珍汤加减，根据病情恢复情况，偏气虚者，加白术、山药、大枣；偏血虚者，加熟地黄、桂圆肉；偏阴虚者加石斛、知母；偏阳虚者加肉桂、附子。

体会：阳性疮疡是临床外科的常见病，一般都是由细菌感染所致。突出的表现是"红肿热痛"，初期会伴发热，中期会剧痛，后期若用药失时，起居不当，会久不收口。而用中医中药全程辨证治疗，会起到意想不到的疗效。一般情况下，尽量不用抗生素或激素，因在热毒炽盛、溃脓期，用了抗生素或激素，既消不去，又溃不成脓，延误病情。若用仙方活命饮合透脓散，加大生黄芪用量，使热毒快速从里向外托出，当局部出现波动感时，即时切开排脓，按外科常规换药，病情很快就会恢复。若到后期，因病邪损伤了正气，会有阴虚或阳虚的表现，并且局部不易收口。此时，要根据患者的自觉症状和伤口局部情况，辨清气血阴阳的虚实，即时给予正确的补益，患者会如期痊愈。

（中医系七七级一班　任来斌）

5. 肛安汤治疗肛肠病

组成：苦参 10g，地龙 10g，马齿苋 10g，旱莲草 10g，蒲公英 10g，白蔹 10g，地榆 10g，胡黄连 5g，枳壳 5g，僵蚕 5g，乌梅 5g，槐花 5g，大黄 5g。

用法：水煎服，1 日 1 剂。或将上述药物粉碎装 0.5g 的胶囊，每次服用 2 粒至 6 粒，视体质、体重、年龄、身体强弱情况而定。

功用：清热燥湿，凉血止血。

主治：肛门潮湿、肿胀、疼痛、出血、瘙痒、便秘等症。

体会：肛肠疾患所引起的肛门潮湿、肿胀、疼痛、出血、瘙痒、便秘等症状，几乎是每个人一生中或多或少经历过的一种难言之隐，虽很少危及生命，但诸多不适症状却令人困扰，给人们的工作、生活和学习带来了诸多不便。肛肠病包括痔疮、肛瘘、肛裂、便秘、肛门湿疹、肛门瘙痒症、结肠炎、肠息肉等诸多疾病。究其原因，多因饮食不节，嗜食辛辣，起居失宜，损伤脾胃，湿热下注，蕴于肠道，下迫肛门，经络阻滞，气血凝聚而成。故但见舌苔黄厚，大便黏滞不利等湿热内蕴之征象，伴见肛门潮湿、肿胀、疼痛、便血、便秘、瘙痒任一症状者，用肛安汤内服有较好疗效。

（中医系七七级三班　谢谋华）

6. 七味神效散治疗褥疮

组成：乳香、没药、血竭、象皮、炉甘石、白及、儿茶。

用法：上 7 味药各等分研为极细末，均匀撒布于疮面，上敷无菌纱布。视褥疮轻重每日撒药 1 ～ 3 次，每次撒药前应清除疮面腐肉。

功用：化腐生肌。

主治：本方适用于褥疮溃烂之后，未溃烂之前慎勿用之。并适用于非褥疮溃烂缠绵不长之疮疡病证。

体会：本方来自于我毕业实习的焦作市中医院，我退休返家后自办诊所亲配亲用，屡获良效。冀同道广为应用，以除民苦。

（中医系七七级二班　岳胜利　）

八、多种皮肤病经验方

1. 祛湿丨号治疗皮肤病

组成：荆芥、半夏、蛇床子、地肤子、丹皮、白鲜皮、白蒺藜、苦参、木贼、徐长卿、蒲公英、紫花地丁、白花蛇舌草、黄连、黄芩。

加减：经辨证论治，可选用桂枝、干姜、雷公藤、薄荷、当归、黄芪、黄柏等。

（1）癣类

这里，癣类包括有银屑病（又称牛皮癣）、慢性单纯性苔藓、神经性皮炎，发病部位不同名称又各不同，如头癣、体癣、股癣、甲癣、足癣等，其特点是皮损多呈圆形或多角形的扁平丘疹单个或融合成片，剧烈瘙痒，昼轻夜重，搔抓后皮损肥厚，皮沟加深，皮脊隆起。病程长迁延难愈，可持续数年或携带终身，病因乃风、热、湿、虫四者为患。

方药：祛湿Ⅰ号各100g加雷公藤30g，干姜50g，打细粉外用。

用法：取水500mL，煮开后加药粉约50g煮1分钟，趁温热洗患处10～20分钟。因个体差异对药物过敏者停用。如无不良反应，每天洗1次，疗程6个月至1年。

（2）湿疹和皮炎

湿疹和皮炎都是比较常见的皮肤病。湿疹是指那些具有湿疹特点而又查不到原因的皮肤炎症，往往难以确定病因，可能是诸多因素的共同作用。皮炎的发病原因相对明确，皮炎和湿疹都会出现丘疹、红斑、水肿、糜烂、结痂、脱屑、苔藓样变、皮肤瘙痒等。病程较长，缠绵难愈，易反复发作，病因乃风、湿、热、毒。

方药：祛湿I号各100g，打细粉备用。

用法：取水500mL煮沸，加药粉约50g煮1分钟，趁温热洗患处10～20分钟。如因个体差异对药物过敏者停止使用，如无不良反应每天洗1次，直至痊愈，疗程为3天至月余。

（3）人乳头瘤病毒感染（HPV阳性）

人乳头瘤病毒是一组病毒的总称。具有较强的传染性，目前已知有一百多个亚型，根据人乳头瘤病毒对人体的危害和引起的疾病的不同，分为高危型和低危型。人乳头瘤病毒有亲皮肤的特点，所以感染人乳头瘤病毒后，主要在皮肤和黏膜引起症状，人乳头瘤病毒感染人体的皮肤黏膜引起的疾病主要有寻常疣、跖疣、扁平疣、尖锐湿疣，女性感染人乳头瘤病毒与宫颈癌有很大关系。病因乃风、湿、热、虫为患。

方药：祛湿I号。

用法：①女性HPV阳性。祛湿I号各50g打细粉。水500mL煮沸，加入药粉50g煮1分钟，趁温热冲洗阴道内3～5分钟，冲洗后用带线消毒棉球蘸中成药《双料喉风散》药粉少许，塞宫颈口处约30分钟后弃之。疗程7～15天。

②寻常疣、跖疣、扁平疣、尖锐湿疣。祛湿I号加桂枝、干姜各100g，加雷公藤30g共打细粉，取水500mL煮沸后加药粉50g，煮1分钟，趁温热反复擦洗患处，疗程3～6个月。用药过程中，如有对药物过敏者立即停止使用。

（4）阴道炎、白带异常、阴痒

阴道炎有念珠菌性阴道炎、滴虫性阴道炎、老年性阴道炎等。易出现白带异常、阴道瘙痒、异味等临床症状，病因风、湿、热、虫为患。

方药：祛湿 I 号各 20g，打细粉。

用法：取水 500mL 煮沸后加入药粉 50g 煮 1 分钟，趁温热冲洗患处 3～5 分钟，疗程 3～5 天。

（5）染发剂损伤

随着人们生活水平的提高，染发的人越来越多，市场上染发剂的质量也良莠不齐，劣质染发剂会造成头皮过敏、损伤、头皮发红、起红疹、瘙痒。

病因：湿、热、毒。

方药：祛湿 I 号加薄荷各 20g，共打细粉备用。

用法：取水 1000mL，煮开后加药粉 100g，煮 1 分钟放置温热，染发后将头发清洗干净，用药水洗发 3～5 分钟，洗后用清水清洗干净，疗程 3～5 天，如有对药物过敏者立即停用。

（6）老年性皮肤瘙痒

老年人皮肤干燥，血脉失养，容易出现皮肤瘙痒。

病因：风、湿、热、血虚。

方药：祛湿 I 号加黄芪、当归各 20g，共打细粉。

用法：水 1000mL 加药粉 100g 煮 1 分钟，趁温热洗患处。洗后用温清水清洗，并涂抹普通润肤霜，随痒随用。如有对药物过敏者立即停用。

（7）虫咬皮炎

夏秋季人们去户外活动极易遭受小虫子的叮咬，特别是一种被称为"蜱虫"的小虫子，叮咬部位会出现皮肤损伤或过敏，皮肤大片红肿、瘙痒、甚至危及生命。病因：风、湿、热、毒、虫。

方药：祛湿 I 号加薄荷各 30g，共打细粉。

用法：取水 500mL 煮沸后加药粉 50g 煮 1 分钟，趁温热洗患处。每天 1 ～ 2 次，疗程 1 周，如有对药物过敏者立即停药。

（中医系七七级一班　王珍）

2. 消癣丸

方药：青黛粉 30 ～ 50g，苦参 60g，牡丹皮 60g，地肤子 50g，防风 50g，黄柏 70 ～ 80g，金银花 70g，洋参 60 ～ 80g，郁金 70g，丹参 80g，葛根 50g，野菊花 70g。

用法：共为细末，制为水丸，如绿豆大小，此为 1 个月的药量。每日 2 次。温水或粥汤送服。服药期间，忌食牛羊肉、水产品、南瓜、各种酒类，饭后服为好。待病情好转和稳定后，最好继续忌食 1 ～ 3 年。

功用：清热解毒，凉血活血，疏风祛湿，健脾养阴。

主治：银屑病、神经性皮炎、湿疹、荨麻疹等为湿热毒蕴、血热血瘀者。

加减：脾寒易泄者，可酌加炒山药，煨肉豆蔻、苍术；大便易干者，可酌加大黄、芦荟。女人经量小，可酌加血竭，经多酌加地榆炭。

疗程：1 ～ 3 个月为 1 个疗程。重症可为 3 ～ 6 个月。

禁忌：服药期间，忌食牛羊肉、水产品、南瓜、各种酒类，饭后服为好。待病情好转和稳定后，最好继续忌食 1 ～ 3 年。

体会：荨麻疹和轻症湿疹较易治愈，疗程可短。湿疹有渗出创面者，可适当配一些外用中药粉剂撒布。身患多种疾病及体弱者，用之宜慎。

（中医系七七级四班　赵相如）

九、其他经验方

1. 美白中药面膜

组成：白芷 60g，白芍 60g，白及 40g，桃仁 40g（去皮），杏仁 40g（去皮），白果 30g（去壳），白僵蚕 30g，天花粉 50g，山柰 20g。

用法：研极细粉，用生蜂蜜 1 份、白开水 2 份混合调为糊状，均匀敷面部，保留大约 30 分钟，清水洗掉。

（中医系七七级四班　于荣）

2. 自拟润燥汤

组成：人参 12g（另炖），黄芪 30g，白术 12g，云苓 20g，山药 50g，陈皮 10g，石斛 15g，葛根 20g，黄精 15g，炒鸡内金 20g，焦三仙各 15g，山萸肉 15g，甘草 10g。

用法：水煎服，日 1 剂。

功用：和胃润肺，养肝益肾

主治：干燥综合征，尤其是进食干性食物困难者。

体会：干燥综合征是累及多种外分泌腺的慢性炎症性自身免疫病，常表现为口眼干燥亦可出现多系统损害如肺纤维化、危及生命的肺动脉高压、吞咽困难、食管功能障碍、萎缩性胃炎、猖獗性龋齿等。生活质量严重下降。是居第2位的常见自身免疫病，且并发恶性淋巴瘤的危险为正常人的44倍。属中医"痿证""消渴"范畴。本病与肝肾肺胃关系最为密切，因其肝藏血，肾藏精，津生于胃，散布于肺，早在《素问·痿论》就已提出"治痿独取阳明"，故治以和胃润肺，养肝益肾，自拟"润燥汤"用于临床数载，疗效可喜。其中有一位76岁老年女性患者20余年来不能咀嚼吞咽干性食物，服用该方药7剂即能正常咀嚼吞咽馒头、烧饼等干性食物，连续服用1个月后，口眼干燥亦减轻，甚至合并的肺纤维化导致的胸闷气喘症状亦得以改善。

（中医系七七级五班　王平）

第三章　妇科病证

一、月经病

（一）崩漏

1. 宫血宁汤

组成：海螵蛸 30g，煅龙骨 30g，煅牡蛎 30g，旱莲草 20g，侧柏炭 15g，蒲黄炭 6g，山药 30g，五味子 10g，白术 10g，炙甘草 6g，黄芪 15～20g，栀子 6g，牡丹皮 10g。

用法：上方水煎服，1天1剂，分2次温服。

功用：塞流止血。

主治：崩漏。

体会：一般出血量多时先用此方止血，淋漓不断出血日久者大多先给予活血逐瘀方药3剂，然后再用此方止血，效果更好。

崩漏是妇科临床常见病，指妇女在非行经期间阴道大量流血或持续淋漓不断，其特点月经周期紊乱，出血量多少不定，出血时间超过半月以上，甚至数十天不止。多见于青春期少女和围绝经期妇女。

本病的主要发病机理是冲任不固，不能约制经血，致经血非时而下。

临床分为气虚、血热、血瘀等证型，通过多年临床观察，发现崩漏单纯的证型极少存在，大多以气虚兼血热为主。该病治疗虽分为"塞流、澄源、复旧"三步骤，但以塞流即止血为首要治疗方法，其次方为辨证论治的澄源和恢复体质的复旧。止血可选用宫血宁汤。

（中医系七七级二班　张晓丹）

2. 崩漏无忧汤

组成：生地黄炭15g，菟丝子15g，续断15g，山萸肉15g，荆芥炭10g，棕榈炭10g，山药30g，酸枣仁15g，茯神15g，阿胶10g，旱莲草12g，羌活3g，川贝母3g。

主治：青春期、更年期子宫功能性出血。

体会：若用于保胎时去棕榈炭、旱莲草、茯神，加黄芪、太子参、白芍、桑寄生、白术、黄芩、艾叶、炙甘草。

本方由婶母（焦作中医中药学校贾光瑚老师）传授，用于临床效果很好。

（中医系七七级一班　庄建西）

3. 崩漏方

组成：太子参15g，黄芪15g，五味子15g，墨旱莲15g，菟丝子15g，仙鹤草15g，茜草炭15g，芡实15g，茯苓15g，白术15g，陈皮9g，甘草3g。

用法：每日1剂，分2次水煎温服。

功用：健脾补肾，统血止血。

主治：崩漏。

加减：出血量多者加大蓟 15g，小蓟 15g；血块多者加三七
3g；贫血者加阿胶 6g，生地黄 15g，熟地黄 15g；腹痛者加白芍
15g，败酱草 15g，马齿苋 15g。

体会：此方用于 B 超检查子宫内膜较薄者。

妇女非行经期间，阴道突然大量出血，或淋漓下血不断者，
称为"崩漏"。前者称为"崩中"，后者称为"漏下"。若经期延
长达 2 周以上者，应属崩漏范畴，称为"经崩"或"经漏"。一
般突然出血，来势急，血量多的叫崩；淋漓下血，来势缓，血量
少的叫漏。崩与漏的出血情况虽不相同，但其发病机理是一致
的，而且在疾病的发展过程中常相互转化，如血崩日久，气血耗
伤，可变成漏；久漏不止，病势日进，也能成崩。所以临床上常
是崩漏并称。本病相当于西医学的无排卵型功能失调性子宫出血
病。好发于青春期和围绝经期，也可以发生于生育期。

（中医系七七级二班　李京枝）

4. 贼茜芩物汤治疗月经量多

组成：黄芩 30g，黄连 9g，当归炭 9g，白芍 30g，川芎炭
6g，乌贼骨 30g，茜草炭 12g。

用法：月经第 2 天开始服药，3 剂，每日 1 剂，水煎服。

功用：清热凉血止血。

主治：月经量多、经期延长属热者。

体会：此为本人经验方，由景岳芩连四物汤合《黄帝内经》
四乌鲗骨一蘆茹丸变化而成。用治计划生育术后等月经量多、经
期延长辨证属热者，效果良好。

（中医系七七级三班　黄建庄）

（二）痛经

1. 痛经安方

组成：吴茱萸 6g，桂枝 10g，当归 15g，川芎 10g，白芍 40g，延胡索 30g，五灵脂 10g，蒲黄 10g，制乳没各 9g，赤芍 20g，小茴香 3～6g，山药 15g，肉桂 3～6g，香附 10g。水煎服，1 日 1 剂。

用法：上方于经前 1 周开始服药，1 天 1 剂，分 2 次服用。如果疼痛剧烈，难以忍受，可以频服。

功用：温经散寒，理气止痛。

主治：经行腹痛。

体会：痛经是指妇女经期或经行前后（大多为经前）出现小腹部疼痛为主症的一个常见病，程度分为轻、中、重三种，"不通则痛"为主要病机。

痛经分原发性和继发性两种。原发性痛经多见于青年女性，继发性痛经多见于已婚已孕妇女。经前妇女体内处于气实血盛、易生瘀滞的生理性状态。如果此时贪凉饮冷、冒雨涉水、感受寒邪就会出现寒凝血瘀，气血流通不畅，不通则痛出现痛经。

虽然临床将痛经分为多种类型，但寒凝血瘀的原发性痛经最为多见。痛经安汤即以温经散寒，理气止痛为治法，用于寒凝血瘀型痛经，效果良好。

（中医系七七级二班　张晓丹）

2. 痛经方

组成：延胡索 15g，蒲黄 9g，当归 15g，川芎 9g，桃仁 9g，乌药 12g，吴茱萸 3g，甘草 3g。

用法：每日 1 剂，分 2 次水煎温服。

功用：化瘀止痛。

主治：经行腹痛。

加减：疼痛较重者加乳香 9g，没药 9g；恶心呕吐者加砂仁 6g，姜半夏 6g；腹泻者加炒白术 15g，茯苓 15g，山药 15g。

体会：痛经为妇科最常见的症状之一，分为原发性和继发性两类。原发性痛经是指生殖器官无器质性病变的痛经，占痛经的 90% 以上。本病的发生与冲任、胞宫的周期性生理变化密切相关。主要病机在于邪气内伏。经行前后或月经期出现下腹部疼痛、坠胀，伴有腰酸或其他不适，症状严重影响生活质量者，称为痛经，亦称"经行腹痛"。痛因精血素亏，更值经期前后冲、任二脉气血的生理变化急骤，导致胞宫的气血运行不畅，"不通则痛"；或胞宫失于濡养，"不荣则痛"，故使痛经发作。

（中医系七七级二班　李京枝）

二、带下病

（一）带下量多

带下方

组成：苍术 30g，白术 10g，陈皮 15g，车前子 15g（包煎），柴胡 6g，荆芥炭 15g，山药 30g，金樱子 30g，芡实 10g，甘草 6g。

用法：水煎服，1 天 1 剂，分 2 次温服。

功用：健脾益气，升阳除湿。

主治：带下量多。

体会：带下病属于中医特有疾病范畴，指带下量明显增多，色、质、气味发生异常，合并全身或局部症状者，其中阴道炎、盆腔炎、宫颈炎等均可引起带下异常，如不及时治疗或治疗不当，可导致月经不调，腰骶部疼痛、会阴瘙痒疼痛、闭经等症状，严重者可致不孕。

本病的主要发病机理是湿邪伤及任带二脉，使任脉不固、带脉失约，湿邪是其主要病因。临床分为脾阳虚、肾阳虚、湿热下注、湿毒蕴结等证。带下方适用于脾气虚弱、脏腑功能失常、津液运化失常致使湿从内生所引起的带下增多，伴神疲肢倦，四肢不温，面色萎黄的功能性带下病，不包括器质性带下病（盆腔炎、各种阴道炎、宫颈炎等所引起的带下病）。带下方以健脾益气、升阳除湿为治法，能有效改善患者体质，调节阴道内环境，提高免疫力。

（中医系七七级二班　张晓丹）

三、产后病

（一）产后乳汁异常

当归补血汤加味治疗产后缺乳

组成：生黄芪30g，当归10g，白芷12g，红花6g，黄酒100mL，水600mL。

用法：将生黄芪、当归、白芷、红花先浸泡10分钟左右，文火煎煮至 300mL，将药液滤；药渣再加水 400mL，文火煎煮至 200mL，滤出药液。两料兑一起，将黄酒兑入药液中，分 2 次服。1 日 1 剂。服完汤药后，用双手轻轻按揉乳房 15 分钟至半小时。待全身微微欲汗方可停按。

功用：补血生乳。

主治：产后缺乳。

疗效观察：①痊愈：乳汁分泌旺盛，足以满足婴儿需要。②有效：乳汁分泌增加从无到有。③无效：治疗前后无变化。痊愈 40 例，有效 7 例，无效 1 例。服药 2 剂有效者 34 例，服药 3～4 剂有效者 10 例，服药 5～6 剂有效者 3 例。就诊最早者产后 5 天，最迟者 75 天。一般产后缺乳时间越短，疗效越快也越好。

体会：产后乳汁缺乏，多为脾胃素虚，中气不足，生化无源或产后失血过多，气随血耗，以致气虚血少，乳汁甚少或全无；亦有因情志不畅，肝失条达，气机不舒，以致经脉涩滞，阻碍乳汁运行而缺乳。十余年来，笔者用当归补血汤加味治疗产后缺乳，无论气血不足，还是肝气郁滞，均收到满意效果。

当归补血汤加味乃笔者治疗产后缺乳的经验方。方中生黄芪补气，以资生血之源；当归养血和营，补血生血；白芷入厥阴肝经，肝之经络走乳房，有通经下乳之功；红花入心肝二经，"多用则破血，少用则养血。"（《本草衍义补遗》）故用量小，（一般只用 6g）取其养血之功；黄酒为水谷之气，味辛甘性热，入心肝经，有畅通血脉、散瘀活血、温健脾胃、引药直达病所之效。诸药共奏补气养血、通经生乳之功。加之服汤药后，双手按揉乳房，以增强血脉运行，促进泌乳、排乳。故凡产后缺乳用之均效。正如《傅青主女科》所云："乳全赖气之力以行血而化之也……气旺则乳汁旺，气衰则乳汁衰，气涸则乳汁涸。治法宜补气生血，而乳汁自下，不必利窍而通乳也。"

（中医系七七级五班　陈爱芝）

四、妇科杂病

（一）乳腺病

1. 融结汤治疗乳腺病

组成：柴胡 12g，赤芍 30g，丹参 30g，当归 30g，郁金 10g，木香 10g，青皮 10g，海藻 15g，昆布 15g，穿山甲 15g（可用鳖甲代替，效果略差），鹿角霜 15g，延胡索 12g。

用法：水煎服，1 日 1 剂。也可将上述药物粉碎装胶囊长期服用，0.5g 的胶囊，每次 5 粒，1 日 3 次。

功用：疏肝解郁，活血化瘀，软坚散结。

主治：乳疼症、乳腺结构不良、乳腺结节、乳腺纤维瘤、乳腺癌。

加减：上方为基本方，可以根据病情加减变化。嗳气、胁痛、急躁、易怒等气滞重者，加香橼 15g，香附 15g，川芎 10g；月经量少、色黑、少腹刺疼等血瘀重者，加水蛭、虻虫、苏木、干漆各 10g；疼痛严重、牵涉臂肿、难以忍受者，加血竭、乳香、没药各 9g。

体会：本方通过加减后，适用于除乳腺癌意外的各期乳腺病，并具有调经、祛斑的效果。

乳腺病是妇科多发病，随着现代晚婚、少育风尚的发展，以及生活习惯、生活环境的变化，该病的发病率越来越高，据初步流调的结果显示，女性95%以上有不同程度的乳腺病，男性也有相当的乳腺病例。

乳腺病大致分为乳疼症、乳腺结构不良、乳腺结节、乳腺纤维瘤、乳腺癌等不同阶段，依次加重。乳疼症和乳腺结构不良基本属于正常生理状态，在月经前后会周期性发生，一般严重者才会就医治疗；乳腺结节大多可以终生存在，如果疼痛不明显，大多不需要治疗，疼痛明显和本人有心理负担者可以就医治疗；乳腺纤维瘤则需要及时治疗，大致有3%及以上的恶变倾向；乳腺癌则需要及早进行扫荡性手术，在早期扫荡性手术后，其患者的存活率与正常人相当。

对于乳腺病，基本上经过触诊，可以明确诊断，少数疑似病例需要经过钼靶照相或者穿刺确诊。以乳头为中心垂直和水平方向画十字，内侧为内上象限、内下象限；外侧为外上象限和外下象限。触诊时四个象限加中心乳头五个部分，用食指、中指、无名指轻轻平按，切勿捏揉，辅助按摸双腋下和颈部淋巴结，看是否有淋巴结肿大，以确定乳腺病的性质。

乳腺病的诊断，有"不怕疼就怕不疼，不怕动就怕不动，不怕硬就怕不硬"的说法，疼痛的乳腺病，尤其是随着月经有周期性疼痛的患者，往往是体内雌激素水平的变化而引起。边缘光滑，活动度好的基本属于良性；边缘不光滑，有如树根状，固定在胸骨上的基本属于恶性。动与不动则是鉴别良性与恶性的指标之一。而硬与不硬可以帮助参考区分乳腺纤维腺瘤和乳腺癌。

"融结汤"是本人采用数据挖掘的统计方法，收集了古今

200 余个治疗乳腺病方剂，对其使用药物进行频次统计，选出使用频次最高的前十余种药物，组成的治疗乳腺病的方剂，并经过 20 多年的临床应用，疗效确切，处方稳定。具有疏肝解郁、活血化瘀、软坚散结的功效，标本兼治。其治疗乳腺病是通过多层次、多环节、多方面来实现的。

对乳腺增生模型大鼠有明显的抑制作用，减轻乳腺增生模型大鼠乳房肿大，减小乳房直径；光镜下大鼠乳腺组织腺泡数目减少，体积萎缩，腺泡腔减小，腺管扩张程度减轻，管腔内分泌物减少甚或消失。抑制乳腺细胞的异常增生，改善大鼠的乳腺结构。在治疗乳腺增生病过程中阻止血清中雌二醇的过度分泌，并提高孕酮水平，调节机体整体内分泌环境，降低乳腺组织对雌激素的敏感度，保护乳腺组织细胞。

（中医系七七级三班　梁华龙）

2. 陈皮乳安汤

组成：陈皮 30g，蒲公英 30g，漏芦 30g，赤芍 30g，甘草 30g。

用法：水煎服，1 日 1 剂。

主治：因积奶、瘀滞、感染所导致的乳房红肿疼痛、发热者（急性乳腺炎）；乳腺增生、乳腺结节。

加减：高热者加柴胡 30g，玄参 15g；痛甚者加延胡索 15g，路路通 15g。

急性乳腺炎用该方一般 3 剂可愈；乳腺增生和乳腺结节者，可加莪术 15g，牡蛎 30g，鳖甲 15g，郁金 15g，可久服，以消散为度。

（中医系七七级三班　庞景三）

3. 托痈解毒汤治疗急性乳腺炎

组成： 黄连10g，黄柏15g，蒲公英30g，川芎15g，赤芍30g，皂角刺30g，醋延胡索15g，生甘草30g。

用法： 每日1剂，水煎服。

功用： 清热解毒，消肿托痈。

主治： 急性乳腺炎（积奶）。

加减： 发热加青蒿15g，柴胡15g；大便干结加大黄10g，木通10g；疼痛重可加乳香15g，没药15g。

体会： 急性乳腺炎俗称积奶，是哺乳期女性常见的疾病，为乳汁瘀积、乳腺感染所致，表现为乳房红肿热痛，以单侧为多，少数为双侧同患。中医认为热毒炽盛，乳汁瘀滞，聚而成痈。如治疗不力可化脓溃烂，给患者带来极大痛苦。本方用于急性乳腺炎初起尚未化脓者效果良好。服药期间应配合吸乳器吸乳，一到两小时1次；可配合硫酸镁热敷；如已化脓应配合外科切开引流等。本方还可用于疮痈初起红肿热痛者。

（中医系七七级一班　王宏）

4. 消癖方系列治疗乳腺病

消癖1号组成： 柴胡、郁金、青皮、夏枯草、莪术、延胡索、香附、麦芽、山楂等组成。

功用： 疏肝活血，消滞散结，调摄冲任。用于乳癖患者经前（黄体期）调节孕、雌激素水平。

消癖2号组成：仙茅、淫羊藿、肉苁蓉、菟丝子、制何首乌、熟地黄、枸杞子、补骨脂等。

功用：调摄冲任，疏肝解郁。用于乳癖患者经后期（排卵期），调节经后孕、雌激素水平。

消癖3号组成：山慈菇、昆布、海藻、法半夏、茯苓等。

功用：化痰软坚，消癖散结。用于乳癖痰湿郁阻者。

消癖4号组成：莪术、三棱、益母草、丹参、赤芍、桃仁、王不留行等。

功用：活血化瘀，疏肝散结。用于瘀血型及冲任失调乳癖患者。

消癖5号：鳖甲、全蝎、白花蛇舌草、女贞子、皂角刺、薏苡仁等。

功用：养阴清热，软坚散结，调摄冲任。用于乳腺增生病，慢性、迁延性乳腺炎，僵块形成，导管扩张症，乳头溢液，导管内乳头状瘤。

消癖6号：龙胆草、生地黄、木通、当归、黄芩、车前草、忍冬藤等。

功用：泄热利胆，通经止痛。用于乳腺增生病患者，伴以明显肝经郁热、烦躁易怒、大便秘结。

该系列方源自著名中医乳腺病专家林毅教授。经多年来临床应用，效果显著。乳腺病是成年女性常见病、多发病。林毅教授通过长期临床实践总结，设计研制出了消癖1～6号系列纯中药制剂，可以满足不同患者的辨证论治，对不同年龄组和不同增生类型，采取不同的治疗方案，取得较好的疗效。其中以1～2号为主，3～6号为辅，辨证施治。黄体期、月经前期服用1号以治标，卵泡期、排卵期服用 2 号以治本，经期停服。若痰湿偏重者加服 4 号；乳癖日久，阴虚伴乳头溢液或溢血者加服 5 号；肝经湿热，大便秘结者加服 6 号。

体会：本系列制剂复方虽多，但切中肯綮。即顾及中医的理法方药，又兼收西医学成果，辨证与辨病相结合，讲究用药时机，顺冲任应充盈时益之，沿月经应疏泄时导之，此乃顺其自然之治，符合经脉血海有满有泻的规律。故能调整肝脏功能，使气血调和，癖消痛除。

（中医系七七级一班　钟亚）

（二）阴痒

1. 妇炎冲剂治疗各种阴道炎

组成：蛇床子 20g，生黄柏 30g，生苦参 30g，生薏仁 30g，土槿皮 20g，紫花地丁 30g，蒲公英 30g。

用法：浸泡 2 小时以上。煎煮 30 ～ 40 分钟，过滤后得药液 500mL 左右备用。每次取药液 250mL 左右，用阴道冲洗器冲洗，每日早晚 2 次。晚上宜睡前冲洗，冲洗后若再以浸满药液之大棉球塞入，保留至第 2 天早上更好。一般 20 天为 1 个疗程。

功用：燥湿清热杀虫。

主治：各种阴道炎（霉菌、滴虫、混合型、老年性等）。

加减：伴有轻度阴道出血的，酌加地榆炭 30g，出血较多再加仙鹤草 30g。

注意事项：月经期间停用。有阴道大出血者忌用。

（中医系七七级四班　赵相如）

2. "三黄粉"加减治疗宫颈慢性炎症及高危癌前病变排泄物

组成：黄连30g，黄芩30g，黄柏30g，苦参30g，蛇床子20g，地肤子20g，白鲜皮15g，枯矾20g，苍术15g。将诸药打粉后混合，过120目筛后装密封装瓶备用。

用法：取药粉适量（约2g），上药前先用0.1%高锰酸钾溶液或0.9%生理盐水冲洗宫颈及阴道，然后再用药勺和棉签蘸药粉敷与宫颈口及阴道周围，每日1次，连用15日为1个疗程。一般需连用3～5个疗程。

功用：清热解毒，燥湿杀虫。

主治：急、慢性宫颈炎症，宫颈癌前病变，各种阴道炎等。

注意事项：局部用药好转或痊愈后，应定期复查HPV及TCT；特别是伴有HPV阳性感染或病检发现有高危癌前病变者，应坚持用药，以固疗效。即便HPV检查已呈阴性，也要坚持用药2～3个疗程，以防复发。

体会：宫颈慢性炎症是女性临床最常见疾病之一，如果长期迁延不愈，极有可能发展演变成为宫颈癌前病变或宫颈癌。随着人们对健康体检的重视，宫颈癌的筛查已成为妇科体检重要的检查项目之一，有很多女性在做TCT和HPV检查时，发现宫颈上皮细胞的非典型性改变及HPV的高危型阳性表现；也有进一步做病理活检，发现有局部小灶高危内皮样瘤变的（提示癌前病变）；种种癌前病变的检查结果，引起许多女同胞的恐慌和担心，辗转于各大医院诊治，并纠结于是否做子宫全切手术，以防宫颈癌的发生。本人曾在高校医院工作，每年为女教职工体检时，都曾遇到此类情况的发生，且发现宫颈慢性炎症的发病率和HPV阳性的检出率也很高。为了帮助女教工解除病痛和精神折磨，本人根据宋·陈自明《新编妇人大全良方》中所载的"三黄粉"配方，结合个人临床体会进行加减，配制成"宫炎灵1号粉剂"外用，发现疗效很好。虽方法极简，却屡收奇效，今与同道分享。

（中医系七七级二班　赵纯）

3. 阴痒外洗方

组成：吴茱萸 6g，艾叶 6g，黄柏 9g，野菊花 9g。

用法：上四味布包煎，外用阴部熏洗坐浴。每日早晚各 1 次。

主治：阴部瘙痒、妇女带下量多。

本方来源于浙江省已故名老中医杭州中医院何子淮老师。30 多年来，本人用此方治疗顽固性男、女阴部瘙痒辗转多处求治不愈者，及妇女带下量多者，每获良效。

（中医系七七级三班　黄建庄）

（三）更年期综合征

1. 稳更汤治疗围绝经期综合征

组成：莲子心 15g，当归 12g，赤芍 15g，柴胡 12g，栀子 15g，牡丹皮 15g，墨旱莲 15g，女贞子 15g，黄柏 30g，知母 30g，巴戟天 30g，淫羊藿 30g，仙茅 10g，甘草 10g，浮小麦 30g，大枣 5 枚。

主治：围绝经期综合征（急躁易怒或郁郁寡欢，烘热汗出，月经异常，失眠等）。

加减：上述基础方在具体临证时可视病情变化而适当加减

药物味数及剂量。若月经色黑、血块较多时，加桃仁、红花、三棱、莪术、川牛膝等；若以失眠为主，偏于心肝血虚者，佐以酸枣仁、川芎，取酸枣仁汤之意；偏于肝阳上亢扰乱心神者，佐以磁石、珍珠母、生龙骨、生牡蛎以重镇安神；若舌苔偏厚，可重用半夏、生薏苡仁至60g，取半夏秫米汤之意。

围绝经期综合征患者常并发心血管方面的症状。若伴心悸不安，证属气阴两虚者，佐以五参汤或生脉散；若阴阳两虚者，加炙甘草、桂枝、麦冬、生地黄、阿胶；若伴随胸闷短气，则伍以丹参、葛根、茯苓、杏仁、薏苡仁，以改善心肌缺血症状。

若伴随夜尿增多，则加金樱子、益智仁、山药、乌药，以温肾固尿。

若伴随便秘，则加重当归用量至30g，加生白术、生地黄、炒枳实等通便导滞。

体会：围绝经期综合征是常见妇科疾病。围绝经期是指女性从月经开始紊乱到月经结束后一年这一段时期。围绝经期综合征典型症状包括近期出现急躁易怒或郁郁寡欢、烘热汗出、月经异常、失眠等。正是因为该病广为人知，许多女性出现轻微症状，如不影响正常生活不会主动就诊，当持续时间长、症状严重时才会治疗。

该病诊断不难，一般通过病史和临床表现就可以判定，性激素检查可以作为辅助诊断标准，FSH（卵泡雌激素）>40U/L即提示卵巢功能衰竭。

"稳更汤"是本人借鉴名家经验并予加减变化整理出的治疗围绝经期综合征经验有效方，经过临床30余年的检验，疗效确切。

（中医系七七级一班　崔应珉）

2. 更年宁汤治疗妇女更年期综合征

组成：熟地黄 30g，枸杞子 20g，女贞子 10g，旱莲草 20g，龟甲 20g，酸枣仁 20g，浮小麦 30g，知母 20g，黄柏 10g，巴戟天 20g。

用法：每日 1 剂，分早、晚两次温服。

主治：45 岁以上女性月经紊乱或已断经，同时出现烘热汗出，失眠多梦，心烦急躁，头晕耳鸣，口干便艰等。

加减：汗出较重者，加黄芪 20g，山茱萸 15g；失眠较重者，加夜交藤 20g，合欢皮 15g，莲子心 15g；心烦急躁较重者，加生栀子 12g，白芍 20g。

体会：此方主治肝肾阴虚型妇女更年期综合征，阳虚型妇女更年期综合征不适应。而临床上妇女更年期综合征以肝肾阴虚型最为多见，所以此方是我治疗妇女更年期综合征的主要方剂，疗效显著。

（中医系七七级二班　王嘉梅）

3. 化裁乌梅汤治疗女性更年期综合征

组成：乌梅 30g，黄连 15g，黄柏 10g，当归 15g，人参 10g，桂枝 8g，制附子 8g，何首乌 12g，白芍 15g，五味子 12g。

功用：缓肝调中，清上温下。

主治：更年期潮热汗出，激动易怒，焦虑不安。

加减：若情绪低落、抑郁，不能自我控制等症状，上方加甘麦大枣汤；若兼有失眠、心慌、眩晕，加黄芪15g，炙甘草15g；若兼有头痛、头晕、耳鸣，加川芎12g，决明子15g；记忆力减退，注意力不集中等症为主者，去桂枝加远志15g，麦门冬15g。

体会：女性更年期综合征（围绝经期综合征）最常见的症状就是潮热，特点是反复出现短暂的面部、颈部及胸部皮肤阵阵发红，伴有烘热，继之出汗，一般持续数分钟不等，发作频率不定，月经紊乱。如月经不规律、经期持续时间长、月经量增多或减少；失眠、心慌、眩晕、头痛、耳鸣；激动易怒、焦虑不安、情绪低落、抑郁、不能自我控制、记忆力减退、注意力不集中等。可持续6～10年，甚至更长。

西医学认为，女性更年期综合征是由于卵巢功能衰退和雌激素分泌含量降低所致。影响妇女更年期的因素主要包括遗传因素、环境因素、地域因素、婚姻质量、生育年龄、精神与心理因素、生活习惯及疾病与治疗药物因素等。

中医认为，女性更年期综合征多以肾阴虚立论。女性年届"七七四十九"，肾气渐衰，天癸枯竭，冲、任二脉虚衰，精血不足，结果导致阴阳失衡；乙癸同源，肾精不足可引起肝失所养，疏泄失常，肝郁气滞；肾阴亏损，阳不潜藏，脉失于濡养，脏腑气血不相协调，因此常常出现忧虑、闷闷不乐、欲哭寡言、记忆力减退，注意力不集中，夜间多梦，或者极易烦躁，或者易多疑多虑，甚至喜怒无常等症状。因此肾虚肝郁，上实下虚成其主要病机。

乌梅丸为伤寒论厥阴病主方，用于治疗蛔厥，久痢，厥阴头痛。具有缓肝调中、清上温下之功效，正中更年期肾虚肝郁，上实下虚之主要病机。

（中医系七七级四班　于荣）

4. 丹栀逍遥散加味治疗女性更年期顽固性失眠

组成：柴胡 10g，当归 10g，生白芍 20g，茯苓 15g，炒白术 10g，薄荷 3g（后下），牡丹皮 10g，栀子 10g，生龙骨、生牡蛎各 30g（另包先煎），浮小麦 30g，炒酸枣仁 24g，麦冬 10g，炒麦芽 15g，炒神曲 10g，炒山楂 15g，生甘草 5g，3 片姜、3 个枣为引。

用法：每日 1 剂水煎，分两次服。

主治：女性更年期顽固性失眠。

体会：更年期多见于 45 岁～ 55 岁的女性。女性年届七七四十九，肾气渐衰，天癸枯竭，冲任二脉虚衰，阴阳失衡。应用丹栀逍遥散加味，方中丹栀逍遥散疏肝理气，解肝郁清肝热；生龙骨、生牡蛎重镇安神；炒酸枣仁养血安神；生龙骨、生牡蛎、浮小麦收敛止汗；麦冬滋阴清热；炒麦芽、炒神曲、炒山楂健胃消食；姜枣相合升腾脾胃生发之气而调和营卫，使肝郁疏、肝热清、心神宁、营卫调、肝胃和，故获良效。

该方适用于舌质稍红、苔薄白或薄黄、脉弦数患者。一般服用 3 ～ 7 剂，睡眠改善，其他症状也随之减轻或消失。继服 7 剂巩固疗效。

女性更年期顽固性失眠临床很常见，一般病程较长。女性在绝经期前后由于性激素含量减少导致一系列精神及躯体表现，如自主神经功能紊乱，常出现失眠、烦躁、烘热汗出、食欲不振等一些复杂症状，具体表现不一。患者十分痛苦，严重影响生活和工作。究其症状属于中医脏躁范畴。丹栀逍遥散加味适用于女性更年期以顽固性失眠为主，同时伴有烦躁、烘热汗出、食欲不振等症状。

（中医系七七级三班 段玉环）

5. 天麻钩藤饮加减治疗更年期失眠

组成：天麻 12g，钩藤 12g，生龙骨 30～60g，生牡蛎 30～60g，怀牛膝 15g，炒杜仲 30g，夜交藤 30g，云苓 15g，炒酸枣仁 30～100g，生磁石 30～60g，甘草 10g。

功用：护肾固元，益气养血，调节脏腑。

主治：更年期失眠。

加减：因更年期失眠多有气血亏虚，脑血管供血不足者，常加入黄芪 40g，桂枝 10g，白芍 15g，当归 15g；失眠较重者，可随症加合欢皮 30g，远志 15g，五味子 15g，琥珀 3g，朱砂 3g，柏子仁 30g；烦躁、舌尖红，属于心肾不交者，加黄连 10g，肉桂 1g，菖蒲 3g；舌质红加生地黄 10～30g；潮热汗出加黄芪 40g，当归 15g，熟地黄 15g，地骨皮 30g；情志不畅，郁闷不乐者，四逆散或逍遥散、丹栀逍遥散皆可随证灵活加减应用；忧虑，易哭闹，不欲活者，加甘麦大枣汤；心慌心悸加生脉饮；肾虚偏肾阳虚者，加肉桂、附子；偏肾阴虚者，加女贞子、旱莲草、熟地黄；兼性功能低下者，加仙茅、淫羊藿、巴戟天，并可随证加入菟丝子、覆盆子、枸杞子、制何首乌等补肾之品；表虚自汗加黄芪、炒白术；阴虚盗汗加山萸肉；月经偏少加黄芪合四物汤，月经过多加生地黄炭、茜草炭，月经色暗有血块加失笑散。

更年期失眠是更年期综合征最常见的证候之一。更年期综合征的发病机制，近代科学研究认为是性功能衰退，内分泌功能不足等；中医传统理论认为是元气不足，肝肾虚衰，气血亏损。总的来说，是机体基本功能衰退、各种生理功能调节紊乱、产生的不同程度的一系列证候表现。更年期综合征男女均有发病，并非女性专利，只是由于生理功能不同，女性发病年龄较早、发病率较高、病情较重；男性发病年龄较晚、发病率较少、病情相对较轻。但就更年期失眠而言，男性发病亦不在少数。

更年期失眠主要是肝肾不足，虚阳上浮，或兼心火偏旺，心肾不交所致。在临床上部分病例通过检查，脑部有不同程度的萎缩和梗死。随着现代生活习惯、工作节奏等的变化，此病具有年轻化的趋势。在临床更年期失眠治疗时，不但要兼顾更年期其他的功能失调，要注重脑血管的供血不足，才能获得更好的疗效。

临床表现：失眠或睡眠轻浅，多梦，耳鸣或脑鸣，或兼听力减退，头晕或头疼，两目干涩昏花或视力减退，神疲乏力，腰膝酸疼，舌质淡，脉弦，沉取无力。

体会：更年期失眠，肾虚是根本，治病求本，故治疗更年期失眠，时时养护肾元尤为重要；其次为气血不足，当以益气养血；在此基础上根据证情，调节脏腑功能失调，实为治疗更年期失眠三要素。

本方治疗更年期失眠，通过多年的临床案例，疗效可靠。并可执一反三，执简驭繁，加减运用于其他证型之失眠，同样具有较好的效果。

（中医系七七级一班　徐流国）

第四章　儿科病证

一、肺系疾病

1. 清消防感方用于小儿反复呼吸道感染

组成：金银花10g，连翘15g，栀子10g，牛蒡子10g，芦根20g，炒麦芽10g，炒山楂10g，枳实10g，陈皮6g（可以用颗粒剂）。

用法：上述剂量为1剂量。3～5岁每次1/3剂，每日2次；6～12岁每次1/3剂，每日3次；＞12岁每次1/2剂，每日3次。开水冲服，每周服3天，停4天。疗程：1个月为1个疗程，可重复1～2个疗程，随访半年。

主治：儿童反复呼吸道感染。

加减：舌红、咽红明显者，可加黄芩6～9g，玄参6～9g；舌苔厚腻者，可加生薏苡仁12～15g；大便秘结、球状便者，酌加瓜蒌6～10g，大黄3～5g。

体会：在呼吸道感染发作期采用常规治疗，据病情选择中药辨证治疗，抗生素、抗病毒、解热等对症治疗。

体质食养干预：对患者进行饮食指导，发放家长手册，并定时督查，记录饮食情况。列出宜忌食品名单，滞热质儿童应吃清热润肠食品，宜多吃蔬菜，保持大便通畅，并忌滋腻肥甘。

经临床观察，中医综合干预方案是防治儿童滞热型体质复感儿童的一种有效方法，清消防感方的药物组成符合滞热型体质复感儿的证候特点，配合饮食调养指导，可减少再感染次数，由 4.6 次 / 半年降至 1.4 次 / 半年，改善患儿证候，减轻主要症状（咽红、口臭、大便干燥、口渴）及次要症状（手足心热、心烦急躁），缩短病程，副作用小。

"治未病"是中医学的优势，结合"体质学说"，采用祛邪以安正治法，与常规扶正为主的治法有较大不同。采用中医综合干预方案，即清消防感方及饮食调养指导"药食结合"，给药方案依从性较好，患儿易接受，拓展了治疗学领域。针对临床实际病理过程，采取每周服 3 天，停 4 天间断给药，及时清解渐成之热，更好发挥治疗学的时效性。临床使用安全、疗效可靠。

（中医系七七级一班　云鹰）

2. 五虎追风散治疗小儿咳喘闷

组成：生麻黄 10g，光杏仁 10g，防风 15g，炙甘草 10g，茶叶 5g。

用法：每剂中药加冷水 1000mL，浸泡 1 小时以上，武火煎开后，改文火熬 60 分钟。约取清汁 500mL，加蜂蜜 100g，浓缩至 400mL。以 4 岁孩子为例，分 4 天，每天 100mL，分 4 ～ 5 次温服，每次 20mL 至 25mL。在实际使用中，我在原方加生姜 15g，红枣 7 枚（劈）。

功用：疏风散寒，止咳平喘。

主治：小儿因受风寒引起的咳痰喘闷。

方源：吕靖中教授授课时讲述。

体会：20 世纪 70 年代中期，吕教授带领学员巡回医疗时，在豫北某地遇到一个幼儿患咳喘闷气病例。因病情危重，劝其立即到医院救治。巡回医疗返回途中，吕教授又带领学员看望这个患儿。结果发现这名患儿并没有到医院去，但是已经痊愈。原来是用了民间的"五虎追风散"。吕教授不耻下问，虚心请教，并记下了这个民间验方，在给我们七七级五班六班授课时，又传授了这个处方。

1982 年我毕业从事临床，开始使用这个方子治疗小儿风寒咳喘证，屡用屡效。后在带徒时，传给一个纪姓的学徒，他用此方成名，并专业从事中医儿科。

此方药味不杂，又有草、枣、姜和蜂蜜，小儿易于接受。比输注抗生素奏效迅速，药费低廉，而且安全。歌曰：民间五虎追风散，茶叶防风麻杏甘，小儿喘闷急欲死，一服到口保平安。

（中医系七七级六班　王国彦）

3. 参附龙牡救逆汤治疗重症肺炎

一五岁肺炎患者，高热不退，喘促不止，拍胸部 CT 提示大叶性肺炎，给予抗生素治疗，激素治疗，配合中药清肺化痰平喘，仍不见效。因呼吸急促，喘促不能平卧欲送往重症监护室上呼吸机，家长因患者反复住重症监护室，拒绝进监护室，求我诊治。

诊患者高热不退，喘促不止，呼吸急促，唯凭脉则寸脉浮，尺脉沉细无力，脉沉邪在里，脉迟，邪在阴，观患者虽大热但面色苍灰，大汗不止，脉证并参，此病乃外热内寒，上盛下虚之证，加之一味清热泻下，大伤元气，毒邪如决堤之洪水势不可挡，这与西医学所说重感染造成细胞因子风暴一样，免疫系统瞬间坍塌。急予大量人参恢复元气，生龙骨、生牡蛎收敛精气，制附子大补命门，参附龙牡救逆汤汤意，配合代赭石、葶苈子、沉香平喘及清解外热之大叶性肺炎方，一方服下，当晚病情缓解，喘促明显好转，未上呼吸机，三天喘促完全停止。堪称奇迹。

可见《伤寒论》的六经辨证之法，能使我们洞悉病源，统病机而执万病之牛耳，则万病无所遁形。病有千种，病机不出四诊八纲，临证之时，析证候，明病机，按病机立法、遣方、用药。如此虽不能尽愈诸候，然大方向正确，错误就少。

（中医系七七级五班　赵坤）

4. 千金苇茎汤治疗肺痈

一位大叶性肺炎小患者，一侧肺叶完全实变、坏死、空洞，在国内大医院经几个月治疗后肺部 CT 检查仍无好转，最终医生推荐手术切除肺叶。家长几近崩溃，痛哭流涕，终日以泪洗面，来我处求医。诊患儿，形体消瘦，发热不退，自汗盗汗，咳吐黄色脓痰，时而喘促，时而咳嗽不止，CT 片检查左肺实变，坏死并有一巨大空洞。根据症状，结合检查，诊为肺痈。《医宗金鉴》在论肺痈时，将肺痈分为几个阶段：

A. 肺痈脓未成，未溃时，宜射干麻黄汤疏散之。

B. 脓欲成，千金苇茎汤吐之。

C. 脓已成，桔梗汤排余脓。

D. 痈脓不尽，兼里虚，宁肺桔梗汤主之。

E. 溃而未敛，紫菀茸汤清补。

F. 脓痰不尽，形体羸瘦，清金宁肺丸主之。

结合《广瘟疫论》所述，瘟疫乃天地之邪气，从中道而变，自里出表，先中中焦，后变久传。再诊患者，肺痈已溃，余脓未尽，溃而未敛，元气大伤，余热留恋，用古人之千金苇茎汤清肺化痰，逐瘀排脓，给予大补元气之人参，收敛创面之天花粉，去脓除腐之薏苡仁、冬瓜仁，清肺解毒之蒲公英、金荞麦等，边服边调，两个月后，患者肺实变，肺坏死，肺空洞完全愈合，堪称奇迹。

体会：学古人要学到精处，要结合病情，采多家之长，为我所用。

（中医系七七级五班　赵坤）

5. 清热宣肺利咽汤治疗小儿顽固性干咳

组成：黄芩 8g，桔梗 8g，乌梅 8g，薄荷 3g（后下），木蝴蝶 8g，杏仁 6g，车前子 8g（另包），炒麦芽 10g，炒神曲 8g，炒山楂 10g，生甘草 3g。

用法：每日 1 剂，水煎，分两次服。

功用：清热宣肺，敛阴利咽。

主治：小儿顽固性干咳。

体会：一般 3 剂见效，7 剂治愈。临床上经常见到一些小儿顽固性干咳、无痰，呈阵发性发作，久治不愈，同时伴大便干，食欲不振。年龄多在 4 ～ 10 岁左右，经常口服或静滴抗生素疗效不佳，查血常规及胸部平片均无异常，排除肺部疾患。舌质暗红或稍红，苔薄黄或薄白，脉细数。查体：咽腔黏膜慢性充血，呈暗红色。部分患儿咽后壁有颗粒状凸起的淋巴滤泡。

热邪犯肺，日久不愈，伤及肺阴，肺阴不足。二者致肺失清肃，宣降失调则见干咳无痰，反复发作；肺与大肠相表里，肺失宣降，大肠传导失司则大便干；胃失和降则食欲不振。清热宣肺利咽汤中黄芩、桔梗、薄荷、木蝴蝶、杏仁清热宣肺利咽；乌梅敛肺生津；车前子经药理研究有镇咳止嗽之功；炒麦芽、炒神曲、炒山楂健胃消食和胃气，胃气和则肺气利。诸药共奏清热宣肺、敛阴利咽之功，故获良效。

（中医系七七级三班　段玉环）

6. 青紫汤治疗小儿外感发热

组成：大青叶 60g，紫草 45g。

用法：日 1 剂，水轻煎（煎沸 10 分钟左右），分数次口服。

主治：小儿外感发热属风热者。

体会：本方来源于河南中医学院已故老中医牟敬周老师。30 多年来，本人用本方治疗小儿风热外感发热者退热效果良好。

（中医系七七级三班　黄建庄）

二、脾胃系疾病

1. 芍药半夏汤

组成：白芍 30～60g，甘草 15～20g，半夏 6～15g，竹茹 15g，党参 12g。

用法：每日 1 剂。水煎分 3 次口服。每次服药时加入蜂蜜一大勺。

功用：健脾敛阴，和胃降逆，缓急止痛。

主治：小儿腹痛（急性肠系膜淋巴结炎）。

加减：根据患儿年龄调整药量。有腹泻、呕吐加生姜3片，便秘加酒大黄3g，发热加桂枝6g。

体会：在综合医院中医科工作，会遇到各种小儿患者。临床久之，个人总结出一些验、便、廉的小方子，常常一两剂即可见效。其中大半夏汤和小建中汤加减，组成芍药半夏汤，治疗小儿急性肠系膜淋巴结炎，就是其中一例。

急性肠系膜淋巴结炎多见于7岁以下小儿，好发于冬春季节。常继发于上呼吸道感染或肠道炎症。有腹痛、恶心、呕吐，腹泻或便秘。偶有发热。病变常累及回肠末端的一组淋巴结，故腹痛常发生于脐周或左右下腹，并有固定压痛点，无反跳痛及腹肌紧张。但偶可于下腹扪及小结节样压痛肿块，为肿大的肠系膜淋巴结。无全身中毒症状，白细胞轻度升高。因为起病较急，家长往往第一时间带患儿就诊。大多数患儿的诱发因素是外感时邪、饮食不节，表现为一派脾虚胃逆的症状。偶有比较壮实的患儿则有食积发热和便秘。从临床而言，小儿脾常不足，因其生长迅速又常致营分不足。故常见外感等天行时病，或因伤食而成积滞泄泻。在临证处理之时要处处考虑查脾胃之虚，时刻不忘养胃存津。芍药半夏汤中芍药、甘草养血敛阴，健脾益气，缓急止痛；半夏降逆止呕，竹茹化痰止呕；党参补中益气，和胃生津；蜂蜜和营卫、润脏腑、通三焦，调脾胃。诸药合用，共奏健脾敛阴、和胃降逆之功效。

（中医系七七级六班　邹蕴珏）

2. 茯苓泽泻汤治疗饮证

20 世纪 80 年代遇到一位 5 岁患儿，反复呕吐半年余，每次呕吐清水，吐后渴欲饮水，做各项检查未查出疾病，西医院诊为胃肠道不全梗阻，花费万元，治疗无效，求我诊治。想起《金匮要略》的一段条文："胃反，渴欲饮水，茯苓泽泻汤主之。"本病与条文所述完全一致。于是结合患儿舌、脉证诊为饮证，给予茯苓泽泻汤原方原量，治疗 3 天痊愈。追踪 10 年未再发病，当年花费十几元钱。

体会：从诊疗疾病中我们看到了经典的魅力。拿本病来说，治疗饮证的呕吐有很多方子，为什么单单选茯苓泽泻汤呢？吴茱萸汤、小半夏汤、大半夏汤同为治疗饮证呕吐的方子，它们有什么不同？细分析，吴茱萸汤治寒饮上逆，呕吐涎沫；小半夏汤治胃寒停饮，呕吐口不渴，伴眩晕胸闷；大半夏汤治气虚阴伤，呕吐涎沫。由此可见，张仲景的辨证治疗多么精确，这就是经典的魅力。

如本患者，因饮冷伤胃气，脾不运化津液聚而为饮，饮停于胃致吐水，温阳补脾为主兼去饮邪，茯苓泽泻汤对证。《医学心悟》云："论病之源，议内伤外感四字括之，论病之情，则以寒热虚实表里阴阳八字统之，而论病之方，则又以汗、和、下、消、吐、清、温、补八法尽之。"若以八法统经方，则提纲挈领，心中了然。

（中医系七七级五班　赵坤）

三、心肝系疾病

儿童抽动症验方

组成：天麻 10g，钩藤 10g，全蝎 5g，地龙 10g，防风 10g，煅龙骨 10g，煅牡蛎 10g，石菖蒲 10g，胆南星 10g，赤芍 10g，当归 10g，木香 6g，枳壳 10g，炒莱菔子 10g，白僵蚕 10g，炙甘草 6g。

主治：儿童多发性抽动症。肝亢痰扰型。

功用：平肝潜阳，化痰祛风。

加减：舌红少苔者加生地黄，痰热明显者加瓜蒌。

（中医系七七级四班 张新建）

四、肾系疾病

1. 加味益智仁散治疗小儿遗尿

组成：白术 12g，茯苓 10g，太子参 12g，益智仁 10g，补骨脂 10g，黄芪 15g，山药 15g，陈皮 10g，法半夏 6g，肉桂 2g，甘草 6g。

用法：1 日 1 剂，水煎服（此方为 5～7 岁小儿用量，可根据年龄和病情加减）。

功用：温肾健脾，缩尿止遗。

主治：小儿遗尿，症见睡中遗尿，醒后方知，每晚 1 次或多次。或有食欲不振，神疲乏力，舌质淡，脉弱沉。

体会：小儿遗尿，一般3岁以上小儿经常晚上尿床才就诊。临证可见肾气不足，脾肺气虚，肝胆郁热等，但临床以肾气不足为多。《素问·脉要精微论》曰："水泉不止者，是膀胱不藏也。"益智仁散出自《万氏家藏育婴秘诀》，其曰："小便自遗为寒，治宜温肾水，益心火，益智仁散主之。"说明小儿遗尿与肾、膀胱的气化作用密切相关，小便的正常排泄，有赖于膀胱和三焦的气化功能，而三焦的气化，又与肺、脾、肾等脏器功能有关。肺、脾气虚，上虚不能制水；肾气虚膀胱不能制约为遗尿。在多年临床中，我选用益智仁散加味治疗小儿遗尿，收到较好的疗效。方中益智仁温补脾、肾，缩小便为主药；补骨脂、肉桂除膀胱肾间虚冷气，止小便之频数，为辅药；黄芪、太子参、白术、茯苓、山药、陈皮、法半夏健脾益气以制水，共为佐药；甘草调和诸药为使药。全方调脾、肺以制下，温肾健脾，缩小便以止遗尿。

（中医系七七级六班　李红生）

2. 儿童遗尿验方

组成：补骨脂10g，菟丝子10g，鹿角霜10g，炙黄芪10g，益智仁10g，桑螵蛸10g，煅牡蛎10g，煅龙骨10g，石菖蒲10g，炙麻黄4g，升麻10g，五味子10g，鸡内金10g，炙甘草5g。

功用：补脾益肾，调气固摄。

主治：儿童遗尿症，功能性属脾肾亏虚者。

加减：大便偏干者加大黄6g，阴虚偏干的可加火麻仁6g，生地黄10g。食欲不振加神曲10g。

注意事项：1周1个疗程。同时加强日常生活管理，生活要规律。

（中医系七七级四班　张新建）

3. 遗尿症治验（医案）

"遗尿"一症，俗称"尿床"。儿童多见，成人也有之。

西医学把本病分为原发性和继发性，原发性占多数。其病因或因大脑皮层发育迟缓，不能抑制脊髓排尿中枢，逼尿肌无抑制性收缩，或因睡眠过深，膀胱充盈过度而不能觉醒。另有心理、遗传因素等。中医认为先天肾气不足、下元虚寒为多见。也有湿热阻滞，肺脾气虚而致者。笔者从医多年，见此症较多，渐成"遗尿散"一方，效果尚著，供同道参考。

组成：益智仁 30g，桑螵蛸 30g，官桂 5g，附子 5g，小茴香 15g，补骨脂 15g，山萸肉 15g，鸡内金 15g。

用法：上方同比例增减，共为细末。每次用温开水冲服 5g，每日 2～3 次。或为汤剂服用。

体会：临证时患者只要无明显热象，即可用之，不需过多加减；10 岁以内儿童用散剂效果较好。成人可改汤剂应用，适当增加剂量；对继发性遗尿也同样有效，但主要治疗原发病；可配合"定时唤醒，憋尿训练，心理治疗"等方法，效果更佳。

验案一

一男童，8 岁，小学生。自幼夜间睡眠穿纸尿裤，4 岁时不再用，但每晚遗尿 1～2 次，家长按时唤醒排尿，稍有疏忽，即遗尿于床，一直未愈。经儿童医院检查未发现异常，被诊为原发性遗尿症。来诊时体质偏瘦，发育正常，饮食可，大便正常。夜间睡眠较深，难以唤醒。脉细舌淡，查无热象。此为先天肾气不足，下元虚寒，膀胱失约。遂用"遗尿散"，每服 5g，每日 3 次。嘱其睡前勿大量饮水及饮料。1 个月后症状大减，睡后几乎无尿。劳累后偶见遗尿一次，且为自知难控。仍用散剂继服 1 个月痊愈。后改为"遗尿散"5g，每日 1 次冲服，巩固 2 个月停药，未再复发。

验案二

一女，16 岁，高中学生。自幼遗尿，时轻时重，阴雨天及冬季较重。多方求治，迁延未愈。高中住校，夜来需加"尿垫"，但有时仍尿湿被褥。心理压力较大，故搬回家中居住。以致影响学习。家人羞于启齿，曾屡用民间单验方治疗效果不明显。诊时患者偏胖，反应稍钝，性格内向，不善言语。喜进肥甘及饮料之类，睡眠多。舌胖苔薄，脉沉。辨为先天肾气不足，温化失度，痰湿内生，膀胱失约。嘱其改变饮食习惯，勿食肥甘，加强运动。方用"遗尿散"改为汤剂再加党参 15g，生白术 20g，茯苓 20g，薏苡仁 30g，甘草 6g。每日 1 剂，连服 10 剂，遗尿次数明显减少。原方加石菖蒲 10g 再服半月，遗尿几无。夜间有尿即醒，精力充沛，睡眠减少。后改为散剂，每服 6g，每日 3 次，1 个月后痊愈。随访无复发。

（中医系七七级三班　刘寿森）

五、其他病证

1. 自拟地肤子汤泡浴治疗小儿荨麻疹

荨麻疹是儿科常见病。往往反复发作，瘙痒难忍，患儿不堪其苦。皮肤科多用抗过敏、激素类药物治疗，效果不理想，还有一定的副作用，或极易反复发作。近些年来我用"自拟地肤子汤"泡浴，治疗儿童荨麻疹，疗效不错，不易复发，方便无副作用。

组成：地肤子20g，白鲜皮20g，防风10g，薄荷10g，蒲公英30g，丹参20g，牡丹皮15g，蝉蜕10g，桔梗6g，苦参20g，黄柏10g，乌梅10g，生地黄10g，五味子15g，麻黄10g。

用法：上药加温水浸泡2小时，煮沸约5分钟，稍闷一会儿，兑入洗澡水中，用桶泡浴。小儿坐在桶里，只留头部在外，时间20～40分钟，水温不够加开水调温。原则上水温越高、泡浴时间越长越好（以患儿能够接受为度）。1天泡浴1～2次。上方为1～4岁儿童用量，根据患儿年龄及形体可以增减用量。

主治：荨麻疹。

体会：泡浴过的药汤和药渣可以重复煮沸使用3天。一般1剂治愈，很少需要2剂，很少复发。嘱咐有明确过敏原的避免接触过敏原，所有患儿避免辛辣刺激食物、海产品，治疗期间尽量避风。

（中医系七七级六班　李玉梅）

2. 消风清癜方治疗过敏性紫癜

组成：徐长卿15g，地肤子10g，海风藤15g，防风10g，黄芩15g，大青叶15g，紫草15g，水牛角30g，生地黄20g，牡丹皮12g，丹参10g，川芎6g，甘草6g。

用法：1日1剂，水煎2次分服。

功用：疏风清热，凉血活血。

主治：过敏性紫癜。

加减：具体用药剂量根据患者年龄（本病可以发生于各年龄组），适当在基本方基础上加减。风盛者，加藤类祛风药，如青风藤、忍冬藤等，或虫类祛风药，如蝉蜕、蜂房、全蝎等；热盛者，加冬凌草、连翘、半枝莲等；瘀血明显者，加赤芍、桃仁、红花等；腹痛便血者，加地榆、白芍、黄连等；关节肿痛者，加白芍、川牛膝等；尿血者，加大小蓟、白茅根、白及、茜草、三七等。

体会：病情严重或反复发作者可加用雷公藤或雷公藤多苷片。雷公藤是迄今为止免疫抑制作用最可靠的中药之一。该药有大毒，临床应用应慎重。但随着制剂的不断改进，雷公藤疗效增加的同时，毒副反应明显减少。建议用炮制好的颗粒制剂或其提取物制剂。儿童及孕妇禁用，肝肾功能不全者慎用。

消风清癜方是本人总结了中医对过敏性紫癜病因、病机的认识和辨证论治进展，结合多年临床经验组成的方剂，具有疏风清热、凉血活血的功效，主要用于治疗中医辨证属风热伤络兼瘀血证的过敏性紫癜患者，经过 20 多年的临床应用，疗效确切，处方稳定。服药期间注意避免感染及接触可疑过敏原，禁食辛辣刺激、易上火、过敏的食物。

中医学认为，紫癜的病因有内因、外因两方面，可分虚实两类。先天禀赋不足，阴虚内热或气阴两虚为其内因，多为虚证；而外因则多因感受时邪，风热毒邪致瘀，饮食不当所致，常呈实证。病机要点为风热毒邪灼伤脉络，消灼阴津，热毒致瘀，血不循经，溢于脉外，形成紫癜；离经之血经久不去，生成瘀血，瘀血阻于脉络，往往又会加重出血。

治疗过敏性紫癜应从整体出发，正确处理好疏风祛邪、解毒清热、活血化瘀、滋阴益气四者之间的关系。早期、急性期多见皮肤、关节、胃肠道症状，病因病机上要着眼于"风""毒""瘀"，宜用疏风、清热、解毒、化瘀；后期多见肾脏损伤，病机上着眼于"虚""毒""瘀"，治疗宜扶正祛邪，常用益气滋阴、解毒化瘀。若本病反复发作，日久肾元虚衰，肾失蒸化而致水湿、湿热、湿浊内阻，内犯五脏则预后不良，早期积极治疗有非常重要意义。

过敏性紫癜可以发生于各年龄组，一般以儿童和青少年较多见，是儿童时期最常见的系统性血管炎疾病，由以 IgA 为主的免疫复合物介导，可由常见的细菌、病毒感染所激发。其发病部位主要见于毛细血管、小动脉和小静脉。临床以皮肤紫癜、关节炎、胃肠道和肾脏损害为主要表现，有肾脏累及的称为紫癜性肾炎。

目前，在过敏性紫癜的治疗方面，西医尚无特异性疗法，多对症施治，采用止血剂、激素及免疫抑制剂和抗组胺药联合应用，虽然使其症状得以缓解，但容易复发。中医学运用辨证施治的方法，标本兼治，从机体的全方面进行治疗和调理，取得了较为满意的疗效，且复发率低。

（中医系七七级六班　刘霞）

3.芩连地黄汤治疗过敏性紫癜

组成：黄芩 15g，黄连 10g，生地黄 20g，牡丹皮 15g，赤芍 15g，地骨皮 15g，山豆根 15g，连翘 15g，茜草 15g，茯苓 20g，泽泻 20g，白茅根 30g，赤小豆 30g。

功用：清热解毒，凉血止血。

主治：过敏性紫癜和紫癜性肾炎。

加减：若已发生紫癜性肾炎者，加石韦30g，土茯苓30g；若反复发作者，加雷公藤10g（久煎或颗粒剂）；反复紫癜者多同时患有慢性咽喉炎，扁桃体炎，宜加羚羊感冒口服液或紫雪丹。

体会：这是本人多年来治疗过敏性紫癜和紫癜性肾炎的基础方。过敏性紫癜多见于青少年，反复上呼吸道感染者，并发紫癜性肾炎者为30%～50%，少数可迁延为慢性肾炎，须以治未病之理念，在清热解毒，凉血止血的同时，清利下焦湿热，防止毒邪犯肾，热伤血络而出现蛋白尿、血尿。

（中医系七七级一班　骆虹）

4. 肛周放血治疗小儿急惊风

邻居奶奶是地道的农民，文盲，一点不懂医。但她针刺或针挑患儿肛周黑紫血泡放血后，瞬间抽搐停止，神志苏醒的场景，我至今难忘。儿时那几年，我看到这样的场景上演多次，邻居奶奶屡试不爽。

操作场景：男性患儿是邻居奶奶老来得子，当时也就是一两岁的样子。病情发作时，突然痉厥倒地，昏迷不醒，脸色铁青，牙关紧咬，四肢抽搐。不记得还有别的什么证情表现。几次病情发作时，都没有发烧症状。说时迟，那时快，这位奶奶快捷地将患儿俯身向下放到地上，让身边的旁人帮助分开患儿两臀，让肛周暴露，每次都会看到其肛周有2到3个黑紫血泡，奶奶随手操起身边农妇们用的最大号的针，针刺或针挑黑紫血泡。血出，患儿少顷即醒，抽搐痉厥止，起身行走言语如常。说目下钟点，也就半分钟到一分钟。

那时，因为惊叹这位奶奶的此技神奇，我问过周围的老者，据说，奶奶自己、她的儿女中也有发过此病的，这招很灵。

患儿急惊风的病因有多种，不会都有肛周黑紫血泡的证情。几十年的从医生涯，我也没有经历过一例急惊风患儿。在各科俱全的综合医院，这类急症也送不到中医科、针灸科。还有，患儿妈妈慌不择路，急切时把患儿随地安放，针具也不消毒，不讲卫生，如今绝不可取。

（中医系七七级四班　张跃传）

第五章　耳鼻喉科病证

一、耳部常见疾病

（一）耳面瘫

面瘫以外风论治

面瘫（面神经麻痹），是以外风侵袭为主要病因的一种常见病。临床多以牵正散等治疗，效果不佳。

我几年前治一王姓女士，60多岁，因省亲坐车，长途跋涉，忽然出现口眼㖞斜，汗出脉浮。遂出一方。

组成：桂枝30g，白芍30g，老鹳草60g，炙甘草15g，生姜30g，大枣12枚。

功用：调和营卫，祛风缓急。

体会：服3剂痊愈。以后凡遇面瘫，病程在3天以内，都以本方为基础，依据有汗、无汗，或加麻黄，或加葛根，皆应手而得。

民间传闻，一味老鹳草，专治"吊线风"，所以大胆大剂应用，加之经方的协助，可有显效。

（中医系七七级六班　闫银宗）

（二）耳聋

龙胆泻肝汤加味治疗暴聋

组成：龙胆草 15g，泽泻 10g，车前子 30g，木通 10g，川楝子 10g，当归 10g，柴胡 15g，生地黄 15g，黄芩 10g，栀子 12g，夏枯草 10g，菊花 10g。

用法：水煎服，每日 1 剂，分 2 次温服。

主治：肝经湿热阻滞所致心情急躁、口苦心烦、耳鸣如潮，有堵塞感等。

体会：多获良效。

（中医系七七级二班　冯华）

二、鼻部常见疾病

（一）鼻鼽

1. 治鼻痒难止、喷嚏频作、清涕量多、鼻塞方

组成：生黄芪 3g，桂枝 10g，白芍 15g，白术 12g，防风 10g，炒苍耳子 10g，辛夷花 10g，白芷 12g，薄荷 10g，蝉蜕 12g，徐长卿 15g，五味子 30g，鹿角霜 12g，茯苓 15g，细辛 10g，炙甘草 6g，生姜 12g，大枣 6 枚。

用法：每日 1 剂，水煎温服。

功用：温阳散寒，止痒通窍。

主治：遇冷、遇风、遇螨、遇花粉或灰尘，或精神紧张时，连续喷嚏、清涕滂沱、鼻中窒塞，舌淡或淡胖边有齿痕，苔白润，脉细或缓。鼻镜下见双下鼻甲及鼻黏膜水肿苍白，或呈淡紫色，中鼻道或下鼻道有大量水样清稀分泌物。

体会：本人在中医耳鼻咽喉科临床工作中，常用上方治疗鼻痒难止、喷嚏频作、清涕量多、鼻塞等症状，即西医所谓的变态反应性鼻炎、血管运动性鼻炎等病，效果较好。

根据《素问·至真要大论》"诸病水液，澄彻清冷，皆属于寒"之论，结合患者临床症状及舌脉、体质及生活工作环境因素，进行综合分析，其病机多为脾、肺、肾阳虚，气虚是本，喷嚏、鼻涕是末。气虚则卫外不固，外邪侵袭；阳虚则气化失常，水津代谢失调，寒水上泛所致嚏涕量多，邪壅塞于鼻则鼻塞。

《伤寒论》曰："病常自汗出者，此为荣气和，荣气和者外不谐，以卫气不共荣气谐和故尔，以荣行脉中，卫行脉外，复发其汗，荣卫和则愈。宜桂枝汤。"汗、涕本为一源，同为水液经阳气化生所致，阳气平于五脏，则汗、涕有度，出汗及鼻涕均为常态。若阳气不固，营卫失调，气化失司，汗不能固护，涕失于收摄，故可表现为汗、涕量多而不止。作者观察到，凡有喷嚏及清涕量多难止者，其皮毛多有不固而出现易出汗或反复发生皮肤瘙痒者。印证肺开窍于鼻而主皮毛之功用绝非虚言。

方中以桂枝汤温化阳气，调和营卫；以玉屏风散健脾温肺，御邪散寒；用蝉蜕、徐长卿轻清上扬，祛风止痒；以五味子、鹿角霜、细辛、茯苓温药和之，收摄清涕；苍耳子散重在宣肺通窍。全方温化肺、脾、肾以治本，疏风止痒散寒收涕而治标，标本兼治而鼻窍豁然。

（中医系七七级六班　常林）

2. 鼻鼽效方两则

（1）屏风桂枝汤

组成：黄芪 30g，桂枝 10g，炒白术 10g，防风 10g，炒白芍 15g，蝉蜕 10g，乌梅 10g，白蒺藜 10g，细辛 3g，苍耳子 8g，五味子 10g，生姜 10g，大枣 15g。

功用：补肺益卫，御风健鼻。

主治：肺卫不固，鼻塞、鼻痒、喷嚏、流涕，遇风即发，平素易感冒。

此外，玉屏风散合桂枝汤加味，常用于治疗和预防体虚反复感冒；若合牡蛎散、煅龙骨、煅牡蛎等用于肺气虚、卫外不固之虚汗出亦有良效。

（2）加味缩泉丸

组成：党参 15～30g（或红参 6～10g），黄芪 30g，肉桂 6～10g（或加炮附子 6～10g），炒白术 10g，炒山药 30g，益智仁 10g，乌药 10g，覆盆子 10g，乌梅 10g，诃子肉 10g，甘草 6g。

功用：温阳益气，敛肺止嚏。

主治：肺肾虚寒，喷嚏连连，清涕不断，遇冷加重，平素畏寒肢冷。

体会：本人多年临证，接诊呼吸道疾病患者较多，对各种鼻炎、急慢性支气管炎、哮喘、肺炎、慢阻肺（肺气肿、肺心病、肺间质纤维化）、肺癌等的治疗有些许心得。其中过敏性鼻炎（鼻鼽）因其发病率高接诊也最多。临证中学习借鉴古今经、时方，探索验证并长时间应用，得效方两首奉上以供参考。

治病求本、标本兼治、辨证论治是中医治病的精髓。一方包治一病只能是偶得，而不可能放之四海而皆准。鼻鼽的治疗亦然。本病西医治疗注重查过敏原，用脱敏疗法和抗过敏药物治疗，实际疗效并不理想。中医药辨证治疗有明显标本兼治的优势。鼻鼽之病机以虚、寒、风为主，偶见肺经伏热者。常年性发病者多为气虚或阳虚，季节性（秋冬换季或其他季节交替）发病者多表现为寒热错杂，部分患者会合并有过敏性哮喘。

（中医系七七级五班　任汉阳）

3. 过敏性鼻炎治疗经验

组成：黄芪 10～30g，桂枝 6～10g，麻黄 3～10g，乌梅 10～25g，白芍 6～15g，甘草 3～10g，僵蚕 6～12g，蝉蜕 3～10g，辛夷 3～10g，苍耳子 3～12g，生姜 6～10g，大枣 10～15g。

功用：祛风清热，调和营卫。

主治：过敏性鼻炎。

加减：肺胃壅热酌选生石膏、黄芩、金银花、蒲公英；阴虚内热酌加生地黄、牡丹皮、麦冬、玄参；脾肺气虚酌选党参、白术、茯苓；阳虚内寒酌加熟附子、干姜、细辛；兼鼻窦炎头痛者酌加蔓荆子、白芷、藁本、荆芥、薄荷。

（1）验案一

吴某，女，35岁，2002年9月初诊。自述每于中秋节发病并持续40天即自行缓解，症见鼻痒、鼻塞、喷嚏连连、流涕不止，甚至涕泪交加，兼见头痛、口干舌燥、心烦、咽干或痛等症状，此病已经近20年，且有愈演愈烈之势，痛苦不堪，曾求治于西医治疗，但收效甚微。此次就诊以求中医治疗阻断发作。即刻症状：鼻塞，鼻痒，咽干，鼻翼色红，口干，舌红，苔白，脉滑。自述每年临近中秋即有如上不适，平时一如常人。病属素体阳盛，肺胃热壅，治以祛风清热调和营卫。处方：麻黄 3g，石膏 25g，黄芩 10g，蒲公英 25g，桂枝 6g，白芍 12g，僵蚕 10g，乌梅 15g，蝉蜕 3g，辛夷 3g，苍耳子 6g，生黄芪 10g。3 剂，水煎服，日 1 剂。患者尽剂，告知症状减轻，原方加生地黄 10g，牡丹皮 6g。7 剂。节后 10 月底患者相告，中药连服 14 剂即自行中止，今年中秋节假期间特别清爽，基本无症状了，偶有鼻塞喷嚏随时即止。嘱其生活规律远离辛辣煎炸生热之物，随访至今未再复发。

（2）验案二

李某，女，53 岁。2016 年 10 月初诊。每于环境、气候、温度变化及吃饭期间即清涕不断，影响生活，极不便利。自述此病少幼起经历 40 余年，随着年龄增大似有加重之势，常常是纸不离手，尤其是吃饭时清涕连连，每于饭局十分尴尬，很是烦恼。诊察见脉沉细，舌淡，苔白。问诊得知其四末不温，周身常年无汗。证属脾肺气虚卫表不固，处以基本方加味：桂枝 10g，麻黄 3g，乌梅 15g，黄芪 25g，白芍 12g，辛夷 6g，苍耳子 6g，僵蚕 6g，蝉蜕 6g，生姜 10g，大枣 10g，附子 6g，干姜 6g。3 剂，水煎服，日 1 剂。复诊，患者尽剂相告：似有改善。基础方加附子 10g，干姜 10g，炒白术 10g，党参 12g，细辛 6g。7 剂。再诊时症状基本消失。嘱以附子理中丸、人参健脾丸常规量服用 1 个月。随访 3 年，症状消失，未再反复。

体会：过敏性鼻炎也叫变应性鼻炎（AR），是常见的全身免疫性疾病的局部表现，以鼻痒、鼻塞、喷嚏、流涕或嗅觉减退为主要表现，属中医鼻鼽范围。因其常常误以伤风感冒而就诊内科，且 AR 又易与荨麻疹、支气管炎、中耳炎、鼻窦炎、慢性鼻炎等兼见，故与内科病证关联密切。

（1）以上证型最为常见。也有脾虚湿阻或血瘀肝郁者，诸如鼻甲肥大、鼻窦炎、鼻息肉、咳喘等证，临床以上述证治为基础进行辨证施治均可取效。

（2）临床症状消失后的体质调理不可忽视，加强此病的善后中成药调理及生活护理可避免复发以助痊愈。

（中医系七七级三班　原国才）

4. 紫茜汤在过敏性鼻炎治疗中的运用

组成：紫草 10g，茜草 10g，白芷 12g，墨旱莲 10g，蝉蜕 3g，干地龙 10g，黄芩炭 3g，荆芥炭 6g。

用法：1 日 1 剂，分 2 次服用。

主治：过敏性鼻炎。

加减：湿热患者加入桑白皮、山栀；偏寒凉者去墨旱莲，加桂枝、细辛等；脾肾不足的老年人可入太子参、山药、诃子、乌梅。

体会：该病患约三分之一为中青年，约有四成合并有慢性胃炎等消化系统疾病，在个案辨证证论治中也可先祛表邪，再治夙疾。

环境中温度、尘螨、霉菌等多种诱因，引起敏感体质喷嚏、鼻痒的过敏性鼻炎又称慢性过敏性鼻炎，中医将其归于"鼻鼽"范畴，在四季人群中常见。得益于南京中医药大学干祖望老师的指点，多年临床应用紫茜汤治疗该病疗效确切。

（中医系七七级二班　吴越）

（二）鼻渊

通窍散治疗慢性鼻窦炎

组成：辛夷40g，白芷30g，蜈蚣10条，全蝎20g，苍耳子50g，桂枝20g，羚羊角粉5g，黄芪40g。

用法：共研细末。每次服用2g，每日服3次；6～10岁服1～1.5g。若散剂服用不便可装胶囊，若做水丸服用量为每次3g。

体会：辛夷、苍耳子、羚羊角清肺热，通肺窍；蜈蚣、全蝎搜风化痰；桂枝发散；黄芪补气固卫。

慢性鼻窦炎是以鼻塞、流脓鼻涕、头昏、头痛、嗅觉减退为主要表现的疾病。该病病程较长，可数年至数十年，反复发作，经久难愈。慢性鼻窦炎绝大多数是鼻窦内的多种细菌感染，致病菌以流感杆菌及链球菌多见。慢性鼻窦炎影响病患的生活质量，加重患者的呼吸道感染症状。慢性鼻窦炎的治疗往往是长期的，尤其在天气变化及冬季时期，注意防止外感，减少急性发作，坚持用药，必要时配合特殊治疗，是可以治愈的。

（中医系七七级四班　于荣）

（三）鼻衄

鼻衄止血汤治疗鼻出血及小儿鼻衄简易止血法

组成：生地黄 15g，牡丹皮 10g，赤芍 10g，茜草根 10g，旱莲草 15g，白茅根 30g，桑白皮 12g，黄芩 10g，山栀子 10g，甘草 6g。

功用：清肺泄热，凉血止衄。

主治：肺经燥热，损伤阳络，血溢肺窍之鼻出血（鼻衄）。

体会：对于干燥性鼻炎、鼻腔毛细血管扩张症、习惯性鼻出血等有良好效果。

1984 年 10 月，曾在全国石油医学会议发表《鼻衄止血汤治疗鼻出血》论文，并做演讲，几十年来一直在用这个方子治疗鼻出血数百例。

小儿鼻衄简易止血法：

夏天到了，气候干热，门诊每天都有一二十个鼻出血患者，80% 的是儿童。一个两岁的女童正在鼻出血，姥姥抱着急急忙忙闯进诊室，"快！快！大夫"。孩子满脸和衣服全是血，我立即戴上手套将孩子两侧鼻翼捏紧，一分钟后松开，不出了。给孩子擦拭干净血迹，查看鼻腔见右鼻中隔前区出血，检查血常规无异常。孩子姥姥说三天出了两次，前两次出血少，在水管洗洗鼻毛巾敷下就好了。这次出的多，就急忙来医院。

小儿鼻出血是常见病，出血时用手捏紧双侧鼻翼 1 ～ 2 分钟，或用凉毛巾冷敷鼻额部。反复出血者应去医院就诊检查血常规等，一般鼻出血多是鼻局部出血，反复鼻出血可以用"复方薄荷脑软膏"（或"清凉油"）涂鼻内，每日 1 ～ 2 次。

（中医系七七级六班　苗相波）

（四）异物

鼻腔、耳道异物的简易处理法

有了第三代，才知道什么是隔辈亲，倾心照顾着小宝贝的爷爷奶奶们，在劳累中享受着天伦之乐，也承担着责任。小儿懵懂无知，对世界充满新鲜好奇，不知道危险和对错，分分秒秒也不能离开照看者的视线。有一次，老家邻居的 3 岁男孩把花生米塞进了鼻腔，孩子的爸妈不在家，爷爷奶奶急忙抱过来让我想办法。我当时没有检查器械，对着阳光看到这孩子左鼻腔内有异物。我安慰了一下惊恐的孩子和邻居，用水漱漱口坐下，抱起孩子，将其仰面平放在我双腿上，按压右侧鼻翼，口对口向孩子口内吹了一口气，一粒不大的花生米被吹出来了。

有一年，在老家帮助收麦子。在打麦场上，一个 6 岁男孩将麦粒撒在耳朵里，孩子喊叫"我耳朵有东西！"。我过去对着阳光看了看，没看到异物，可能在耳道深部。孩子手里拿着吸水枪。我说"借用一下你的吸水枪好吗？"，"好"。我用麦场备用的饮水，倒了一碗温开水装在水枪里，向他的耳朵里"开"了一枪，一粒麦粒冲出来了。再将他的耳朵靠在我的掌心里轻捂了一下，没事了。

这两个方法一定要由有经验的医生操作完成，切不可盲目效仿。

（中医系七七级六班　苗相波）

三、咽喉口部疾病

（一）喉痹

1. 慢性咽炎治法二则

慢性咽炎是日常生活中很常见的一个小病，教师、医师、销售员者居多，吸烟、食辣、饮酒者也很常见。不少的人夜间嗓子疼得影响睡眠，缠绵难愈，治疗时一般要 3 个月左右才能收到比较好的效果。下面两个小方子使用多年，效果很好。

（1）冬凌草 10 ～ 20g，胎菊或者菊花 10 ～ 20g，罗汉果大的半个，小的一个（如果不喜欢很甜的，小的用半个）。

上三味浸泡后煎煮 10 ～ 20 分钟，多加水当茶饮，连续使用 1 ～ 3 个月。久病者，可以用半年。还可以再加牛蒡子 10g，射干 10g，桔梗 10g，效果更好。

咽痛发作时用双料喉风散喷嗓子，每天 3 ～ 5 次。

（2）金莲花 1 ～ 3g，每天泡茶饮，频服。连续使用 1 ～ 3个月，久病者用半年。

冬凌草片每次 4 ～ 5 片，每日 3 次，连续使用 1 ～ 3 个月，久病者用半年。

咽痛发作时用双料喉风散喷嗓子，每天 3 ～ 5 次。

（中医系七七级四班　汪慧珠）

2. 加味半夏厚朴汤治疗慢性咽炎（梅核气）

组成：法半夏 10g，厚朴 15g，槟榔 10g，枳实 10g，胆南星 10g，茯苓 15g，白豆蔻 10g，砂仁 5g，青皮 10g，化橘红 10g，苏梗 10g，生姜 3 片。

主治：梅核气。

体会：常慢性咽炎是一种临床常见病，咽部异物感，咯吐不出，吞咽不下，似梅核粘在咽部，中医称为梅核气。笔者用加味半夏厚朴汤治疗效果显著。

患者舌苔白润或白滑，脉弦滑或滑紧，凡舌苔厚腻者必用槟榔、枳实、白豆蔻，凡舌质偏红或有热象者必用胆南星，其余用药随症加减。

（中医系七七级二班　赖谦凯）

（二）喉喑

开音一号治疗暴喑症

组成：荆芥 15g，防风 15g，薄荷 5g，桔梗 10g，木蝴蝶 5g，蝉蜕 5g，白僵蚕 10g，胖大海 5g，甘草 3g（六味汤加减方）。

功用：疏风开音。

主治：风寒客喉急性失音症。

体会：6 年前的一天下午，门诊来了一位中年男性，由市政府领导陪同而来。来者是台商赴濮阳投资考察团团长。此人早晨来到濮阳时，突然声音嘶哑，讲不出话，着急万分。其先到濮阳市人民医院就诊时，医生给其做电子喉镜检查，此客不依，要求不做检查不用西药。无奈，又到我院。我院领导安排我接诊。查见患者天命男性，微肥肤白，声嘶不出，无其他症状。喉关不红微肿，舌淡脉浮紧。此乃风寒客喉暴喑症，予以自拟方"开音一号" 3 剂，水煎服用，每日 1 剂，配合雾化吸入。次日音出，3

剂而愈。回台湾后曾来电致谢。

（中医系七七级六班·苗相波）

（三）鼾眠

自拟消鼾丸

组成：红景天50g，葛根40g，丹参50g，节菖蒲40g，山楂50g，姜半夏20g，薤白20g，冰片5g，枳实30g，白僵蚕30g，皂角刺15g，大黄10，浙贝母30g。

用法：上药粉碎为末制水丸如绿豆大小，一次9g，1日3次，温水送服。

功用：开窍消鼾，降脂减肥。

主治：鼾证（睡眠呼吸暂停综合征）。

体会：鼾证（睡眠呼吸暂停低通气综合征）是一种常见的睡眠呼吸紊乱疾病，临床表现为睡眠打鼾，呼吸暂停，白天嗜睡和困倦。由于夜间反复出现的呼吸暂停及低氧血症久之可影响脏器功能，如肺动脉高压、肺心病、心律失常、高血压病、心肌梗死、脑梗死、肾功能损害、代谢紊乱，是多种全身性疾病独立危险因素，易发生夜间猝死，但现在仍无有效的药物治疗，治疗仍以睡眠时使用呼吸机为主。但患者依从性及生活质量差，尤其是外出不方便。该病属于中医"鼾证"范畴，为痰阻清窍所致，故治以宣肺化痰，开窍消鼾。自拟方药"消鼾丸"。用于临床数载，疗效可喜。尤其是数位长途司机患者服用后开车时再无出现精神恍惚，睡意绵绵。本病病程长久，患者多为肥胖之人，坚持服用

1个月以上还能收到减肥之效。

（中医系七七级五班　王平）

（四）口臭

甘露饮加味治疗口臭

组成：生地黄 10g，熟地黄 10g，天门冬 10g，麦门冬 10g，枇杷叶 10g，茵陈 15g，枳壳 10g，石斛 10g，黄芩 10g，甘草 6g，桑白皮 10g。

用法：水煎每日 1 剂，分 2 次服用。

功用：清热养阴，行气化湿。

主治：口臭。

加减：舌苔白厚者，加佩兰；食欲佳，多饮多食者，加生石膏；气机郁滞者，加柴胡、厚朴、陈皮；气阴两伤者，加太子参、黄芪、玉竹。

体会：甘露饮以滋阴为主，兼以清热祛湿，行气降逆，使肺胃布津洒陈而如甘露，因此得名。西医学中的口腔炎、咽炎、牙龈肿疼、麦粒肿等阴虚火炎引起的五官疾病均可使用，辨证的要点是脾胃阴虚，湿热内蕴。

甘露饮出自《太平惠民和剂局方》，由生地黄、熟地黄、天门冬、麦门冬、枇杷叶、茵陈、枳壳、石斛、黄芩和甘草组成，主要功用为清热养阴，行气化湿，治疗心胃之客热伤阴引起的牙宣口臭、齿龈红肿、口舌生疮、目赤喉痹等。我在临床上常用于喜食辛辣刺激食物、生活起居不规律之口臭者或无明显原因反复口臭者。

（中医系七七级二班　杨小平）

（五）口疮

1. 青莴笋治疗口腔溃疡

组成：青莴笋适量。

用法：炒食、煮食均可（一定要熟食）。三顿即可。

体会：生食凉拌无效。

口腔溃疡，病虽小但痛苦。本人亲历后，无意中经此法治愈，屡试屡效，分享于同学诸位，以备不时之需。

思之，口腔溃疡多"虚火上炎"，青莴笋在菜蔬中属温性，又富含维生素，故能以食当药。

（中医系七七级二班　刘艳芳）

2. 口疮散

组成：黄柏、砂仁、甘草、黄连、青黛。

制法：上五味，按照 4：3：4：4：4 的比例，研成极细末，装瓶备用。

用法：将药粉涂撒于口疮表面，1 天 3 到 5 次。

主治：口疮。证属脾胃积热、心火上炎者（心胃火盛）。

（中医系七七级六班　王静懿）

3. 治牙疼、口腔溃疡验方

组成：干姜、良姜、木通、麻黄各 10g。

用法：水煎 15 分钟。漱口，每 2 小时 1 次。

体会：可治 80% 牙疼，可治 50% 口腔溃疡。

（中医系七七级四班　李秉涛）

4. 口腔溃疡方

组成：炙甘草 30g，黄芪 15g，黄连 9g，黄芩 15g，清半夏 9g，干姜 6g，生蒲黄 10g，蒲公英 30g，升麻 6g。

主治：反复发作性口腔溃疡，溃疡面大，此消彼长，患者疼痛不堪。

加减：如见口腔溃疡面上覆有白苔，周围红肿甚，加青黛 6g（布包煎）。

（中医系七七级五班　张照兰）

5. 口腔溃疡的中医外治

上大学时，老师介绍用吴茱萸粉外用治疗口腔溃疡，心稍有疑之。

后来见到有口腔溃疡者，用之，果真效佳，且简单方便。

用法：取吴茱萸粉一小撮，用家用食醋调成泥状，敷在两脚涌泉穴，然后贴以橡皮膏固定。为防夜间橡皮膏有脱落，再用塑料袋把双脚包裹，次日清晨将药物去掉。

次日清晨，口腔溃疡即有好转。

口腔溃疡者，不论什么病证，不论男女长幼，即可用之。此病容易经常发作，可以多开一些备用。

此法谓之引火归原，不仅适用于口腔溃疡，据载尚可治疗厥逆之证，《串雅内外编》一书中载有"引火法"，其文曰"人病厥逆之症，不敢用药，以此治之。吴茱萸一两为末，以面半两，水调成糊，以布摊成膏，贴涌泉穴内，则手足不逆矣"。

此外用疗法，充分体现了中医的简、便、廉、验。

（中医系七七级五班　周发祥）

6. 甘草泻心汤治口糜

组成：炙甘草 15 ～ 30g，黄芩 10 ～ 30g，黄连 3 ～ 6g，干姜 10g，半夏 15 ～ 30g，大枣 12 枚。

功用：清温并施，寒热并用。

主治：口糜。

体会：口糜也称口腔溃疡，多见于女性，病状反复，灼痛难忍，一般老百姓称之为"口疮"。许多医书认为本病为心火、胃火、湿热所致。如《素问·气厥论》曰："膀胱移热于小肠，膈肠不便，上为口糜。"《医宗金鉴·杂病心法要诀·口舌证》指出："口舌生疮糜烂，名曰口糜，乃心脾二经蒸热深也。"《医方考·口病方论》曰："口糜本于湿热。"临床以清热为主治之，确能获效。但不少患者因有胃疾前来就诊，或痛，或胀，或大便不成形，伴有口腔溃疡，且反复不愈。此类患者多为中焦亏虚，虚火上炎，上热下寒，脾虚与胃热相杂并见，而呈现寒热互结的双向性病机。因此，针对该病寒热虚实并见之病机，在临床治疗中，宜使用清温并施，寒热并用。选用甘草泻心汤治之，多能获效。

"甘草泻心汤"首见于《金匮要略》和《伤寒论》中，用于"狐惑病"和"虚痞"的治疗。《金匮要略·百合狐惑阴阳毒病证治》第 10 条："狐惑之为病，状如伤寒，默默欲眠，目不得闭，卧起不安，蚀于喉为惑，蚀于阴为狐……甘草泻心汤主之。"《伤寒论》太阳病下篇第 166 条："伤寒，中风，医反下之，其人下利日数十行，谷不化，腹中雷鸣，心下痞硬而满，干呕，心烦不得安。医见心下痞，谓病不尽，复下之，其硬益甚。此非热结，但以胃中虚，客气上逆，故使痞也，甘草泻心汤主之。"临床上用此治疗寒热错杂证之口腔溃疡者疗效佳，但一定嘱咐患者忌食辛辣、水果、蜂蜜、白糖、羊肉等疗效可持久。

（中医系七七级二班　杨国红）

（六）腻苔

甘露消毒丹化腻苔

组成：飞滑石 30g，枯黄芩 12g，茵陈蒿 18g，石菖蒲 12g，川贝母 10g，通草 10g，藿香 12g，连翘 12g，白蔻仁 12g，薄荷 12g，射干 12g。

用法：水煎服，1 日 1 剂。

功用：清热利湿。

主治：腻苔。

加减：见腐腻苔者，可加藿香 12g，佩兰 12g，砂仁 10g（后下）；见黄腻而燥者，可加栀子 12g，黄连 12g；大便干者，可加大黄 9g；见苔腻偏白偏润者，可加杏仁 12g，生薏苡仁 24g，取三仁汤之义以加强去湿功效。

体会：在多年心内科临床实践中，发现患者大多营养过剩，多糖多盐，体型肥胖，常可见到腻苔。腻苔往往主痰、饮、水、湿、食积、湿热，有助于判断病邪和病证的性质，如表里、寒热、虚实、阴阳，还可推断疾病演变及邪正消亡、胃气有无。

这种腻苔既是疾病所致，也是体质偏颇、饮食偏嗜所致，病因复杂，众说纷纭。常用的治法不外清热化痰、芳香温化、消食化滞等，但真正能使腻苔转薄，临床还真比较困难。

腻苔是视诊的重点诊察项目，有时可用刮舌板测试苔的附着性，自然光线下，判断其偏厚、偏薄、偏黄、偏白、偏燥、偏润，以确定病邪的兼夹属性。我在临床曾试用多种处方，尝试祛除腻苔，清化的黄连温胆汤、大柴胡汤，芳香化湿的三仁汤、藿香正气散，温化的苓甘五味姜辛汤、二陈汤，效果均不理想。

后来读《温热经纬》，记载甘露消毒丹"治湿温时疫之主方……温湿蒸腾……但看患者舌苔淡白，或厚腻，或干黄者，是暑湿热疫之邪尚在气分，悉以此丹治之立效，并主水土不服诸病"。于是试用甘露消毒丹来治疗腻苔，经临床反复应用，收效十分满意。

本方也适用于各种肝胆脾胃疾病以及外感、暑热、内伤、食积，情志等疾病所致的腻苔为主的临床病证，有很好的化腻苔效果。

（中医系七七级一班　史小青）

第六章 眼科病证

一、胞睑疾病

（一）针眼

1. 穴位贴敷治疗麦粒肿

组成：生天南星、熟地黄各等份。

用法：熟地黄焙干，与生天南星两味药打碎成末备用。取肉色胶布一小块，长宽各 1.5cm，把药撒在中间，贴敷在太阳穴上。24 小时后去掉。未愈可重复贴。

功用：清热解毒。

主治：麦粒肿。

体会：麦粒肿又称针眼、睑腺炎，是睫毛毛囊附近的皮脂腺或睑板腺的急性化脓性炎症。分为内麦粒肿和外麦粒肿二型。本方法治疗麦粒肿无痛苦，疗效好，特别是对多发、顽固性的经常发作的患者，效果更好。还可以配以耳尖放血疗法，效果更快。

本方出自《赤脚医生杂志》，家兄用后效果很好，传授与我。遇此病我也用此方，并配以耳尖放血疗法，一般 2～3 天，即可痊愈。

（中医系七七级六班　韩贵娥）

2. 麦粒肿的几种有效疗法

（1）棉线绕指法

棉线缠绕无名指指根部位 2～3 匝，松紧适度，勿使指端缺血即可。

（2）穴位贴敷法

用上面第 1 方韩贵娥同学所使用过的方法，有实践，有方子出处。另外，其他文献记载，方中熟地黄也可以用生地黄。

（3）蛇蜕贴敷法

蛇蜕适量，置陈醋中泡软，剪取一小片敷在红肿处。1 天 2～3 次，几天内可愈。蛇蜕贴片容易滑落，可醮少许蜂蜜贴之。此方是邹蕴珏同学推荐。

（4）络刺放血法

在耳尖处刺络放血。本法疗效较好，上面第 1 方韩贵娥同学也有推荐。

（5）挑治法

在患者背部两肩胛区或大椎周围寻找挑治点（类似丘疹，稍微突起于皮表，针帽大小，略带色素，多呈灰白色或暗红、棕褐、浅红色），用三棱针等挑治，挤出少许血水或黏液。

体会： 2018 年夏季，我 3 岁的外孙女患麦粒肿，右眼下眼睑缘红肿透亮，麦粒大小，单发（2017 年也曾出现）。立即就医，陆续求诊于省会三家顶尖的三甲医院，或西医，或中医，或专业眼科。眼科医生们不约而同地告诉我，治疗方法是未成脓者内外兼治，等待炎症消退，已成脓者切开排脓，经常复发者择时手术清理病灶。我心戚然！手术需要麻醉，小儿麻醉有风险，不能考虑手术选项。

孩子哭哭闹闹不配合，无法给其滴眼药、涂药或者外敷治疗，也无法喂进内服药。3个多月后慢慢自愈。其间，看着孩子的状况我很苦恼：对如此小恙竟束手无策。

冬季，邹蕴珏同学介绍了蛇蜕贴敷法。12月初，在一次会议上，分别听到河南中医药大学第一附属医院针灸科疼痛门诊主任赵俐黎介绍挑治法治疗麦粒肿，河南中医药大学第二附属医院针灸科主任焦乃军介绍刺络放血法治疗麦粒肿。我真是高兴，原来还是有治疗方法的。

2019年春季，在一位老乡家，几位哥、嫂、姐听了我介绍的方法，不以为然，笑称他们年轻时多次得这毛病，用做衣服的棉线缠住手指头，隔天就好。此后无论何时觉得眼睛异常时，立刻缠住手指，麦粒肿就不见出来了，很简单！过了几天，我单独找她们的老母亲（89岁，思维清晰）求证。老人告诉我，年轻时在教育学院家属院住，孩子们满院子跑。谁家孩子得了这毛病，不知道哪个老太太说用棉线缠住手指头，就这样家家都会这方法。我信了！

2019年9月，我外孙女右眼原处又有麦粒肿的苗头，我用棉线缠绕她双手中指根，孩子愿意接受。两天后又单缠左手无名指根。麦粒肿的确没有发作成形，1周后去掉缠线。

络刺法和挑治法，在《针灸学》（上海人民出版社1975年7月第1版，中医学院试用教材）第九章有简单介绍；《中医眼科学》（中国中医药出版社2016年8月第4版，全国高等中医药院校规划教材）针眼一节末尾，也有几句带过。

棉线绕指法在民间流传，简、便、验、廉，无痛苦，尤其是针、药不进的幼儿也可以接受。其中蕴涵什么秘密，可以研究，不必牵强附会。读者如有验证，欢迎联系交流。

（中医系七七级六班　司新会）

（二）目劄

加味四君子汤治疗小儿目劄病

组成：党参6g，白术6g，茯苓6g，焦三仙各g，三棱5g，莪术5g，莱菔子6g，槟榔5g，防风5g，炒僵蚕5g，甘草6g。

用法：以开水100mL冲服，早、晚分服，饭后1小时服。

功用：益气健脾，消积祛风。

主治：小儿目劄病。

来源：临床自拟，在四君子汤《太平惠民和剂局方》基础上加消积祛风之品。

体会：小儿目劄病为儿童常见眼病，因小儿"脾常不足"，饮食不知自节，或暴饮暴食，致脾虚夹积，积热生风，上攻于胞睑所致，临床表现为上下胞睑不自主的频频开合，面色萎黄，腹胀纳差，大便溏泄，舌质淡，苔白厚，脉细或脉滑。证属脾胃亏虚，兼食积生风。所以本方用党参、白术、茯苓益气健脾；焦三仙、三棱、莪术、莱菔子、槟榔消食和胃化滞；炒僵蚕、防风祛风，甘草调和诸药。诸药合用共奏益气健脾、消积祛风之功。

本人在多年临床实践中，发现目劄病虽有脾胃虚弱、脾虚肝旺、血虚生风、肺阴不足、肝胆风热多种证型，但最常见为脾虚夹积，故拟定处方在四君子汤健脾基础上，加消积和胃祛风之品，治疗小儿目劄病，效果良好。由于治疗对象是小儿，剂型选择配方颗粒，方中可加1～2g甜菊素以调味，患儿及家长乐于接受，治疗依从性较好，故常获良效。

（中医系七七级二班 张风梅）

二、白睛疾病

（一）天行赤眼暴翳

退翳明目汤治疗病毒性角膜炎

组成：生黄芪20g，太子参15g，生山药20g，菊花10g，密蒙花12g，木贼10g，蝉蜕10g，秦皮10g，红花15g，大青叶15g，柴胡10g，茯苓10g，防风15g，炙甘草6g。

用法：每日1剂，水煎，分早、中、晚三服。另配合外用滴眼液：1%阿昔洛韦点眼，每次2滴，每日6次，两次点眼间隔时间2小时。

功用：益气固表，疏风祛邪。

主治：病毒性角膜炎（本病以单纯疱疹病毒性角膜炎最为多）。

加减：中医认为本病，属中医聚星障范畴，多系卫外不固，外邪侵袭，邪聚于目而为。本病初期多兼外感，用该方时根据四时气候和当时症状、年龄不同，进行化裁加减。春季兼恶风发热者，可加金银花、连翘；夏季夹湿者，加荷叶、藿香叶；秋季阴虚咽干者，加麦冬、玄参、生地黄；冬季外感者，加苏叶、防风；新感者，邪郁肌表，可去黄芪、太子参；角膜星点明显，视物模糊，加重蝉蜕、防风、密蒙花、菊花以发表解郁，清热退翳，使邪有出路；毒气重者，抱轮红赤，刺痛流泪，加重木贼、秦皮、大青叶、红花用量，以活血逐瘀，凉血解毒；久病，反复发作者，多损中气，卫表不固，加白术，合原方中生黄芪、防风取"玉屏风散"之意以固表御邪；年龄较长者，头晕耳鸣，肝肾不足者加熟地黄、制何首乌以培源固本。根据治疗过程中病势转换来看，一般发病初始，应以疏风解郁，逐邪外出为主，辅以凉血活血，祛邪解毒，久病反复发作，角膜混浊者，注意适度加大黄芪、太子参、红花、茯苓等益气活血、健脾渗湿药用量，而辅以祛邪解毒退翳的蝉蜕、秦皮、大青叶、木贼等。

体会：病毒性角膜炎表现为干涩畏光，刺痛流泪，视物模糊；裂隙灯下角膜荧光染色阳性，角膜星点翳障，或聚或散，或连缀成片，形如树枝或地图状，白睛抱轮红赤。

单纯疱疹病毒性角膜炎易反复发作，并易造成角膜混浊（花翳白陷）以致失明。无论中西医，从目前临床点眼药使用来看，治疗单纯疱疹病毒性角膜炎仍以西药1%阿昔洛韦（无环鸟苷）为首选。但长期使用该药点眼，易产生耐药性，易复发，难以完全控制由病毒抗原引起的免疫性炎症反应。若同时用中医方药"退翳明目汤"辨证施治于本病，则有益气固表、疏风祛邪之功效，并具见效快，复发率低等优势。

（中医系七七级六班　张萍）

（二）赤眼

中药熏眼治疗过敏性结膜炎

组成：菊花9g，金银花9g，密蒙花9g，荆芥6g，防风9g，薄荷6g，赤芍9g，晚蚕沙9g，食盐5g，冰片1g（不煎，药煎好后熏眼前再加）。

用法：取上药凉水泡半小时后加盐 5g，水煎 20 分钟。取汁放入杯子内，趁热加入少许冰片熏眼 10 分钟。每日 1 剂药，早晚熏眼各 1 次。半月为 1 个疗程。连续 2 个疗程。

体会：过敏性结膜炎属于变态反应疾病，病情顽固，容易复发。患者表现眼痒不适，重者伴有眼红眼痒难忍等症。临床上常用激素类滴眼液，但长期用激素类眼液副作用大，甚则引起激素性青光眼。

本人经过多年临床，运用中药熏眼治疗过敏性结膜炎取得良好的效果。

（中医系七七级四班　冯春明）

三、瞳神疾病

（一）消渴内障

糖网病（消渴目病）方

组成：熟地黄 15g，枸杞子 15g，山萸肉 15g，玄参 20g，苍术 10g，丹参 15g，川牛膝 15g，泽泻 20g，昆布 15g。

用法：以水 500mL，煎取 250mL，每日早、晚煎 1 次，饭后 1 小时服。

来源：临床自拟。

功用：滋补肝肾，养阴清热，活血化瘀。

主治：消渴目病（糖尿病视网膜病变）

体会：糖尿病视网膜病变多发于患糖尿病病程较为长久之

人，中医学有"久病必虚""久病必瘀""久病伤肾"之理论。因肾为先天之本，纳藏元精之所，并需后天脏腑精血充养，如消渴病久脏腑气血亏虚，肾之精血失充受损，目络失养则生消渴目病；又乙癸同源，盛则同盛，衰则同衰，肾虚及肝，肝肾阴血亏虚，阴虚则无以制阳，虚阳上扰目中脉络，迫血妄行，使血溢脉外，造成眼底出血；阳热之邪又可灼炼津液使血液黏滞形成瘀血，瘀血阻于目窍，不仅目窍失去正常血液的濡养，而且反过来又会影响局部血液的运行，出现眼底缺血缺氧及眼底出血。综上所述本病证属肝肾阴亏，兼有瘀血阻络。所以本方用熟地黄、山茱萸、枸杞子滋补肝肾、益精养血为君药；玄参、苍术、泽泻养阴清热凉血为臣药；丹参、昆布、牛膝活血化瘀散结为佐药，川牛膝引血下行兼有使药之用。诸药合用共奏滋补肝肾、养阴清热、活血化瘀之功。本人大学毕业后，一直从事中医眼科临床工作，在多年临床观察中发现糖尿病视网膜病变多属于肝肾阴虚兼有血瘀型，故结合自己临床经验，自拟糖网病方，通过30多年临床验证，对改善糖尿病视网膜病变的临床症状，控制其病情进展，有较好的效果。本方在我科室医师和我的研究生中广泛应用验证，均收到较好的疗效。另外，眼病服药时间遵循"病在胸膈以上者，先食后服药"的方法。眼位至高，借助饭后之热力，可载药直达病所。

（中医系七七级二班　张风梅）

（二）近视

荣木明视丸治疗近视

组成：红参100g，熟地黄150g，茯苓100g，枸杞子100g，菊花50g，生龙骨、生牡蛎各150g，远志60g，菖蒲100g，夜明砂100g，菟丝子100g，龟甲100g。

用法：以上比例共为水丸，每次6到9g，日3次，口服，儿童酌减。

主治：脾肾不足所致的幼儿近视，年老视物昏花，眼底病变。

（中医系七七级四班 张中兴）

第七章　生物全息穴位药物疗法

生物全息穴位有规律地遍布全身，尤其是在各长骨区域的分布，就像 CT 断层一样的层次分明。为了用药时有利于药物的吸收，同时也减轻疼痛刺激，可选用胫骨段的穴位进行施治。胫骨段的生物全息穴位分布如图所示。

临床应用：

①外感咽痛或冷哮发作：复方氨基比林注射液或安痛定注射液 1mL，单侧心肺穴注射。

②晕厥：清开灵注射液 1 支（2mL），双侧心肺穴注射（各注射 1mL）。

③胸痛、心悸气短、背痛：复方丹参注射液 1mL，单侧心肺穴注射，急性者症状可快速缓解，慢性者每日 1 次，左右交替用药，7 ～ 10 日为 1 个

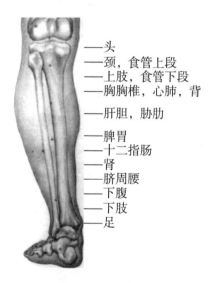

——头
——颈，食管上段
——上肢，食管下段
——胸胸椎，心肺，背
——肝胆，胁肋
——脾胃
——十二指肠
——肾
——脐周腰
——下腹
——下肢
——足

生物全息穴位用药探

疗程。

④劳力性心绞痛或慢性心功能不全：肌苷注射液 1mL，心肺穴注射，左右交替，14 日为 1 个疗程。

⑤呼吸窘迫综合征：安定注射液 1mL，单侧心、肺穴注射。

⑥假性近视：眼明注射液 1mL，肝穴注射，每日 1 次，左右交替，14 日为 1 个疗程。

⑦胁痛（肋间神经痛）：复方丹参注射液 1mL，肝穴注射。

⑧胃痉挛疼痛：654-2 注射液 1mL，胃穴注射。

⑨胃下垂：三磷酸腺苷注射液 20mL，胃穴注射，每日 1 次，14 日为 1 个疗程。

⑩神经性呕吐：安定注射液 1mL，艾茂尔注射液 2mL，双侧胃穴分别注射 1/2。

⑪急性肠痉挛：654-21mL，脐周穴注射。

⑫急性肠炎、小儿秋季腹泻：庆大霉素注射液 4 个单位，654-2（小儿用维生素 K_1）注射液 1mL，分为 3 等份分别注射足三里（双侧）、下腹穴（单侧）。

⑬女子痛经：654-2 注射液 1mL，下腹穴注射。

⑭胆绞痛、肾绞痛：阿托品注射液 1mL，安定注射液 5mL，混合后取双侧对应穴位压痛敏感处分别注射 1/2。

⑮中风后遗症：胞二磷胆碱注射液 1mL，上肢穴和下肢穴注射，每日 1 次，左右交替，14 日为 1 个疗程。

⑯小儿惊风：清开灵注射液一支（2mL），双侧上、下肢穴分别注射 0.5mL。严重者同时针刺双侧后溪穴。

⑰小儿脑瘫：神经生长因子注射液 1 支（1mL）下肢穴注射，每日 1 次，左右交替，14 日为 1 个疗程。

⑱上、下肢软组织损伤：复方丹参注射液1支，单侧对应穴位注射，每日1次，左右交替，7～10天为1个疗程。

⑲风湿、类风湿关节炎：6912注射液或麝香注射液1支，单侧对应穴位注射，每日1次，左右交替，14日为1个疗程。

⑳侧索硬化症：胞二磷胆碱或神经生长因子注射液1支，对应穴位注射，每日1次，左右交替，14日为1个疗程。

注意事项：

①局部选穴时要避开血管、皮肤破损和疤痕。

②定位方法（以胫骨为例）：内上髁最高处为头部，内踝尖为足部，两者之间1/2中点是脾胃，上1/4是心肺，下1/4是脐周或腰。除胸胃之间1/2中点是肝胆之外，其余皆为三等份。

③以胫骨为例，注射部位在小腿内侧胫骨后缘对应部位压痛最敏感处。

④穴位注射不可使用局麻药，否则会降低穴位效应的敏感性。

⑤用药之前要详细了解过敏史以避免出现药物过敏。

体会：生物全息穴位在人体长骨段的分布，就像一个直立的人体，从头到脚，层次分明。直接在病证对应处压痛最敏感的部位用药，不仅在极短的时间内（大约30秒）就能调动机体的修复作用使症状缓解，而且用药量极小。

（中医系七七三班　刘斌）

后 记

河南中医药大学七七级同学 2018 年 4 月重聚于母校，纪念入校 40 周年。此时，多数同学已年过花甲，在各自岗位上工作 35 年以上，从事医学临床者也从当年的学生成长为专家、学者。

聚会典礼上，我给大家散发小传单，建议萃集大家医疗经验，出一本册子（暂定名《新肘后方》），为这次重聚留下念想。

聚会过后，同学们设立了年级微信群以方便联系。

2018 年年底前，华龙、立华同学询问《新肘后方》的进度，我们都认为是一件有意义的事，约定各班共同努力促成。

经过联络和酝酿，于 2019 年 4 月 15 日，成立了河南中医学院中医系七七级同学《新肘后方》组委会，成员如下：

一班：谢世平、王珍。

二班：樊蔚虹、杨小平。

三班：周立华、梁华龙、申平。

四班：曹蕴俐、韩颖萍、孙宛峰。

五班：任汉阳、魏明。

六班：包飞建、司新会。

组委会约定：

1. 组委会各位同学义务服务，担任各班联络人。

2. 本册子不设总编、副总编等。

3. 各班联络人负责联系本班同学，宣传、解惑、催稿、收稿、编稿、上传稿件。

4. 著作权归各位作者。

2019 年 4 月 21 日（重聚 1 周年）通过年级微信群发出《倡议书》，5 月 7 日和 6 月 4 日，组委会两次开会协商有关进度，8 月 6 日完成初稿；华龙同学出面与中国中医药出版社联系，经出版社各个环节审批，11 月 26 日，正式签订"图书出版合同"。

2019 年末，新冠疫情突起，各业停摆，波及全国，至今此伏彼起，余波连连。3 年来，出版社克服了疫情影响和业务繁忙的各种情况，安排于近期付梓。在此也十分感谢伊丽萦编辑和中国中医药出版社的各位领导！

谨以此志。

中医系七七级六班 司新会 于 2022 年 12 月 1 日